LAS
HORMONAS
DE LA FELICIDAD

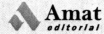
Amat editorial

Amat Editorial, sello editorial especializado en la publicación de temas que ayudan a que tu vida sea cada día mejor. Con más de 400 títulos en catálogo, ofrece respuestas y soluciones en las temáticas:

- Educación y familia.
- Alimentación y nutrición.
- Salud y bienestar.
- Desarrollo y superación personal.
- Amor y pareja.
- Deporte, fitness y tiempo libre.
- Mente, cuerpo y espíritu.

E-books:
Todos los títulos disponibles en formato digital están en todas las plataformas del mundo de distribución de e-books.

Manténgase informado:
Únase al grupo de personas interesadas en recibir, de forma totalmente gratuita, información periódica, newsletters de nuestras publicaciones y novedades a través del QR:

Dónde seguirnos:

 | @amateditorial

  | **Amat Editorial**

Nuestro servicio de atención al cliente:
Teléfono: **+34 934 109 793**
E-mail: **info@profiteditorial.com**

Inés C. Lemmel

LAS HORMONAS DE LA FELICIDAD

El poder de la **SEROTONINA**, la **OXITOCINA**, la **DOPAMINA** y las **ENDORFINAS** para mejorar tu bienestar

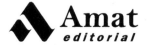

© Inés C. Lemmel, 2024
© Profit Editorial I., S.L., 2024
Amat Editorial es un sello de Profit Editorial I., S.L.
Travessera de Gràcia, 18-20, 6º 2ª. 08021 Barcelona

Diseño de cubierta: XicArt
Maquetación: Aina Pongiluppi / D'ainagràfic
Imágenes: Freepik y Shutterstock.com

ISBN: 978-84-19870-58-2
Depósito legal: B 3582-2024
Primera edición: Marzo de 2024

Impresión: Gráficas Rey
Impreso en España — *Printed in Spain*

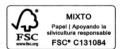

A los valientes que desean tomar las riendas de su propia felicidad. Os invito a descubrir cómo las hormonas pueden convertirse en vuestras aliadas para una vida plena.

Índice

PARTE IV. EQUILIBRIO, ALIMENTACIÓN Y DEPORTE

INTRODUCCIÓN

Creer en algo y no vivirlo es deshonesto.

MAHATMA GANDHI

L A CIENCIA AVANZA y con ella también nuestros conocimientos. Y no solo los de los expertos, los médicos y los científicos, también los de la población en general.

Cada vez somos más conscientes de lo importante que es cuidarse y, sobre todo, de lo que significa prevenir. Hoy ya no solo cuenta cumplir 80 años, lo que queremos y ansiamos es cumplirlos con la salud suficiente para disfrutarlos. Aquella frase de que «los 30 son los nuevos 20», que ha ido adaptándose a las necesidades de cada generación, no solo debe referirse a que con 30 años también se sale, se disfruta y se vive la vida como cuando teníamos 20, sino también a que nuestro estado de salud es equiparable al de la década anterior. Esto es algo que se trabaja y requiere un esfuerzo. Se trata de crear nuevos hábitos, pero siempre sabiendo qué es lo que necesitamos y también qué es lo que a nosotros nos va bien, que no siempre tiene que ser idéntico a lo que necesita el resto de gente que nos rodea. Aunque suene complicado, lo cierto es que es fácil si tenemos una guía, una explicación y una ayuda a la hora de marcar el camino. Parte de estos conocimientos son los que me gustaría dejar claros en estas páginas.

Actualmente nadie discute que para presumir de años hay que llevar una alimentación equilibrada, que el descanso es la base del bienestar y que el ejercicio físico es la mejor inversión que podemos hacer de cara al futuro. Y esto se debe a que sabemos el daño que le hace a nuestro hígado el alcohol, que el riesgo de diabetes aumenta con el consumo de azúcares y productos ultraprocesados, que la grasa en exceso nos daña el corazón…

Por supuesto, hay que sentirse joven (tener vitalidad, objetivos por cumplir, ganas de mejorar) y, además, aparentarlo. Hace unos años, los productos cosméticos no solo estaban reservados para una franja de edad muy limitada, sino que también eran casi una exclusiva de las mujeres. Además, la gama de productos que se podía encontrar era mucho más escueta que la oferta actual (incluso en un supermercado). Hoy en día hay muchos más productos (sérum, bases, cremas hidratantes, contornos de ojos, etc.) e infinidad de ingredientes que se ponen de moda y dejan de estarlo casi a la misma velocidad que las colecciones de las grandes cadenas de ropa. Ácido hialurónico de bajo peso molecular, niacinamida, vitamina C, retinol, ácido salicílico, ácido glicólico… Las etiquetas de los productos que llenan nuestro neceser cada vez son más complicadas de leer, pero nadie duda de que se trata de ingredientes necesarios para retrasar la aparición de las arrugas o para intentar borrar las manchas, y por eso estudiamos con detenimiento qué es lo mejor para nuestra piel y cómo lograr mitigar los efectos del paso de los años.

También sabemos que todos estos productos no son milagrosos. De hecho, no sirven de mucho si no se acompañan de otros hábitos. O, mejor dicho, esos productos son el último empujón a los hábitos saludables, como cuidar nuestra alimentación y huir de una vida sedentaria.

Tras años de escuchar cómo las modelos presumían de que su belleza era fruto de dormir ocho horas y beber mucha agua, ahora sabemos que tenían razón y, lo que es más importante, conocemos las razones por las que ese «secreto» funciona.

Esta nueva cultura de la salud nos ha regalado muchos conocimientos sobre nuestro organismo. Sabemos qué es bueno y qué es malo para el corazón y lo mismo para el estómago, para ganar o perder peso o para la piel. Ahora bien, ¿qué sabemos de nuestras hormonas?

Seguramente la respuesta sea que poco y eso es algo a lo que deberíamos poner solución, ya que las hormonas no solo son importantes para nuestro estado de salud físico, sino que también lo son para el bienestar emocional.

Últimamente se habla mucho sobre lo contaminados que estamos de cortisol a causa del estrés y de que es preciso hacer deporte porque así liberamos endorfinas, aumentan nuestros niveles de dopamina y somos más felices.

> Las hormonas no solo son importantes para nuestro estado de salud físico, sino que también lo son para el bienestar emocional.

Y, de repente, la vida se ha convertido en una búsqueda constante de serotonina y oxitocina. Tanto que todavía no entiendo cómo no existe un gazpacho enriquecido con serotonina, chicles de dopamina o galletas recubiertas de oxitocina. Aunque, ya puestos, mejor que recubran el brócoli y así tendríamos un dos por uno.

Todos esos productos en los que trabajan a diario los departamentos de *marketing* más punteros ya existen y nos los podemos preparar nosotros mismos. Un abrazo, un baile o dormir a pierna suelta son buenos ejemplos, pero hay muchos más.

Dado que las hormonas son importantes en nuestro bienestar, conocerlas y aprender a controlarlas (tal y como hacemos con el colesterol o la tensión arterial) puede ayudarnos y mucho. Y ¡en todos los aspectos de nuestra vida!

Por eso, creo que es importante contar con una completa guía que exponga toda esta información que a menudo nos resulta tan confusa y que se explica con frases simples y ya manidas con las que se decoran tazas o cuadernos.

Espero que estas páginas ayuden a comprender este componente esencial de nuestro cuerpo, pero, sobre todo, que ayuden a comprendernos cuando las hormonas hacen de las suyas.

PARTE I

Quién es quién

CAPÍTULO 1

Hormonas y neurotransmisores

¿Qué son las hormonas?

ESTA ES UNA PREGUNTA COMPLICADA, tanto que incluso a los expertos les cuesta contestarla, o al menos hacerlo de un modo que pueda ser entendido fácilmente. Si buscamos la definición de *hormona*, encontraremos explicaciones como esta: «Las hormonas son sustancias liberadas por una glándula u órgano que tienen como finalidad regular las actividades de la célula en otras zonas del organismo. Luego de ser liberadas en el medio interno, actúan en él provocando una respuesta fisiológica a cierta distancia de donde fueron segregadas».[1]

Como no aspiramos a ser endocrinos (médico especialista en hormonas), nos puede valer una definición más sencilla. Por eso, vamos a quedarnos con que las hormonas son pura química. No es algo físico como puede ser la sangre, la piel o incluso la bilis que genera el sistema digestivo. No existe imagen alguna de una hormona, tal como sí existen en abundancia imágenes del corazón, los pulmones o incluso el sistema nervioso.

Vamos a imaginarla como una bolita de energía que se genera en las diferentes glándulas repartidas por nuestro organismo y que ejerce de mensajera. Y esta es su

Las hormonas son pura química.

misión, llevar un mensaje desde su creador y jefe hasta la célula, que en este caso es el trabajador u obrero.

Os doy un ejemplo bien claro. Cuando nuestro estómago está vacío tenemos hambre. Pero ¿por qué surge esa sensación? ¿Por qué nuestra cabeza empieza a pensar en comida? Pues, precisamente, porque estómago y cerebro se han comunicado (y no solo lo hacen cuando crees que se han puesto de acuerdo para sabotear tu dieta).

En este caso, es el sistema digestivo el que segrega una hormona llamada *grelina* cuando se queda vacío. Esta hormona, o bolita mensajera, viaja a través del torrente sanguíneo hasta llegar a su destino, en este caso hasta el hipotálamo, la parte del cerebro que se encarga de decirnos que debemos comer.

Así pues, cuando sentimos hambre porque nuestro estómago está vacío es porque tanto el emisor como el mensajero y el receptor han funcionado bien.

¿Se pueden medir?

Seguro que al leer esa definición surge la duda de cómo se mueven las hormonas. Su vehículo es la sangre, al igual que el oxígeno o los nutrientes. Y, si lo hacen a través del torrente sanguíneo, ¿se pueden medir en un análisis de sangre?

¿También se puede medir el cortisol y saber cómo estamos de estresados? ¿O medir la serotonina y saber si somos felices? Rotundamente no.

La respuesta es sí, pero con matices. Por ejemplo, la hormona tiroidea se mide de forma habitual en cualquier análisis rutinario a una mujer, sobre todo al cumplir cierta edad.

Entonces, ¿también se puede medir el cortisol y saber cómo estamos de estresados? ¿O medir la serotonina y saber si somos felices? Rotundamente, no. O, al menos, no de forma sencilla y que proporcione un resultado que aporte una información valiosa.

Esto es debido a que las hormonas, por lo general, no viajan solas, necesitan «acoplarse» a otras sustancias, y separarlas de ellas no siempre es posible, o al menos resulta excesivamente complicado para los medios con los que se cuenta habitualmente en un laboratorio. Se trataría, por tanto, de un proceso mucho más costoso, tanto en recursos materiales como humanos.

Además, hay hormonas que son constantes o que intervienen en procesos que realizamos de forma general, como pueden ser las hormonas tiroideas. Es decir, no responden a un momento o necesidad concreta, como en el caso de las que regulan el apetito o el sueño. Por eso, por ejemplo, no es factible medir el nivel de estrés al que estamos sometiendo nuestro organismo haciendo un análisis de hormonas en un momento exacto. Sí se puede medir una irregularidad en la regla o las hormonas folículoestimulantes (FSH) y luteinizantes (LH) (forman parte del grupo de las gonadotropinas y desempeñan un importante papel en el ciclo reproductor del ser humano), y sabemos que unos resultados bajos de estas hormonas en una analítica pueden ser debidos a un alto estrés o a problemas de alimentación.

Todo ello sin contar lo mal que nos sentimos un martes a las 8 de la mañana cuando estamos en la cola para hacernos los análisis pensando en el trabajo, en que no hemos desayunado, en que nos van a clavar una aguja y, cómo no, en esa sospecha que enturbia el pensamiento insistiendo en cómo tendremos el colesterol con «lo mal que nos hemos portado».

¿Dónde se fabrican?

Uno de los aspectos más complicados del sistema endocrino es que no puede situarse en un solo lugar de nuestro organismo. Todos sabemos dónde están el corazón, los pulmones, el estómago, etc., pero ¿dónde se fabrican las hormonas? La respuesta es que se producen en varios sitios.

Las glándulas endocrinas son las estructuras encargadas de producir y liberar las hormonas en el torrente sanguíneo, a través del cual viajarán hasta su destino, que no siempre está cerca.

Las principales glándulas endocrinas son el hipotálamo, la hipófisis, la glándula pineal, las tiroides, las glándulas suprarrenales, las gónadas (testículos y ovarios), las paratiroides y los islotes de Langerhans. También algunos órganos como los riñones, el hígado o el intestino tienen función endocrina. Como puede observarse, estas glándulas están repartidas por todo el cuerpo y es el cerebro el que ejerce la función de coordinador entre todas ellas.

Las glándulas endocrinas están repartidas por todo el cuerpo y es el cerebro el que ejerce la función de coordinador entre todas ellas.

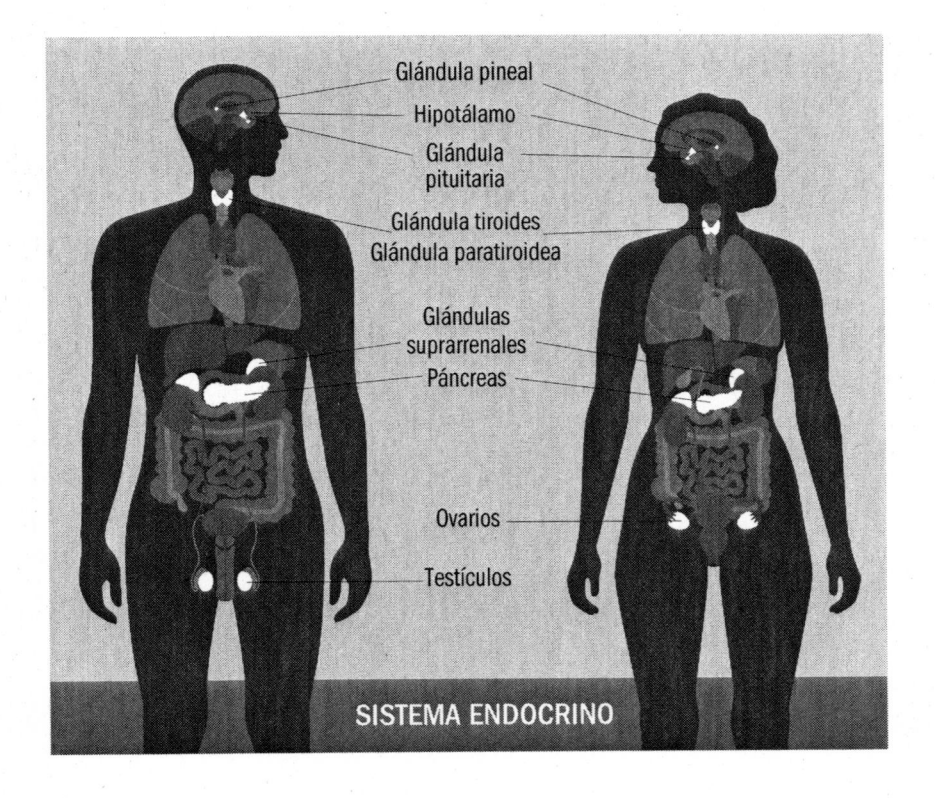

Glándula pineal
Hipotálamo
Glándula pituitaria
Glándula tiroides
Glándula paratiroidea
Glándulas suprarrenales
Páncreas
Ovarios
Testículos

SISTEMA ENDOCRINO

¿Qué son los neurotransmisores?

Ahora que hemos aclarado qué son las hormonas, vamos a aumentar un punto más el nivel y vamos a hablar de los neurotransmisores. Y es que muchas veces los confundimos. De hecho, es muy habitual meter a los neurotransmisores en el mismo saco que a las hormonas, incluso en textos especializados. ¿Cuántas veces hemos leído que la serotonina es la «hormona de la felicidad»? Pues la serotonina es un neurotransmisor. Y lo mismo ocurre con otro buen puñado de compañeros, como la dopamina o las endorfinas. Sí, resulta que algunas de las hormonas más famosas no lo son.

El motivo de esta confusión es que ambos –hormonas y neurotransmisores– tienen mucho en común. Además, en muchos casos, las propias hormonas actúan como neurotransmisores, cumplen sus funciones o trabajan de forma conjunta. Por ejemplo, la oxitocina en algunos casos es una hormona hecha y derecha y en otros actúa como los neurotransmisores. Otras veces nos podemos encontrar con que una hormona o un neurotransmisor interfiera en el proceso del otro, ya sea provocando que el organismo segregue más o impidiendo su comunicación. Es decir, a veces se llevan bien y trabajan juntas y otras no tanto.

Así pues, los neurotransmisores son también sustancias químicas que transmiten un mensaje. Una diferencia es que los neurotransmisores se producen en el sistema nervioso (en las neuronas), no en el sistema endocrino, y actúan en las sinapsis, que son las conexiones entre las neuronas. Así pues, los neurotransmisores solo son capaces de comunicarse con una neurona que está a su lado, no viajan por el organismo como sí lo hacen las hormonas.

Los neurotransmisores actúan localmente y de forma rápida, mientras que las hormonas necesitan su tiempo. Su acción es altamente especializada y específica, lo que permite la transmisión rápida y precisa de información en el sistema nervioso. Algunos ejemplos de neurotransmisores incluyen la dopamina, la serotonina y el glutamato, los cuales desempeñan roles importantes en la regulación del estado de ánimo, la cognición y otras funciones neurobiológicas.

NEUROTRANSMISORES	HORMONAS
Serotonina: ayuda al control de las emociones y del estado de ánimo.	**Oxitocina:** hormona del amor, de la empatía y la confianza. Podemos potenciarla con abrazos, caricias o relaciones sexuales.
Endorfina: asociado al placer y bienestar. Podemos ayudar a segregarlo mediante el deporte.	**Cortisol:** respuesta del estrés. Niveles altos pueden causar indigestión, úlceras, colon irritable, colitis, aumento de la presión arterial, etc.
Dopamina: regula la toma de decisiones, la memoria, la atención, el placer, el estado de ánimo y el sistema de recompensa.	**Melatonina:** regula el ciclo del sueño. Bajos niveles de melatonina pueden generar trastornos de sueño. Para aumentar los niveles es aconsejable seguir pautas de higiene del sueño.
Norepinefrina: regula el estrés, eleva los niveles de alerta.	**Sexual:** ayuda al mantenimiento del deseo sexual y a la regulación del ciclo menstrual de las mujeres.
Adrenalina: nos prepara para un estado de emergencia.	**Tiroidea:** es la responsable de la regulación del metabolismo.
Glutamato: regula el sistema motor y cognitivo, ayuda en la memoria y aprendizaje.	**Prolactina:** regula las hormonas sexuales, se encarga de la producción de leche materna. Niveles altos de prolactina reducen la producción de estrógenos y testosterona.

*En este cuadro separamos neurotransmisores y hormonas, aunque como hemos comentado, existen neurotransmisores que funcionan como hormonas, como por ejemplo la dopamina.

Algo que no debemos olvidar es que las redes neuronales por las que viajan los neurotransmisores no son una instalación permanente, sino que están en continuo cambio, algo que nos permite aprender de forma continua, mejorar y también modificar comportamientos que no son beneficiosos. Un excelente punto de apoyo a la hora de cambiar o eliminar todas esas creencias irracionales que nos limitan y nos impiden crecer como personas.

Es importante tener en cuenta que tanto los neurotransmisores como las hormonas interactúan y se influyen mutuamente en muchas ocasiones. Por ejemplo, algunas hormonas pueden incidir en la liberación o la producción de neurotransmisores en el cerebro, mientras que los neurotransmisores también pueden modular la liberación de hormonas en el sistema endocrino.

Disruptores endocrinos, los intrusos

Ahora bien, esta descripción se corresponde con un mundo ideal en el que todo funciona a la perfección y nada interfiere en el trabajo o el resultado final. Pero, como todo en la vida, nada es tan perfecto y siempre hay un momento en el que llegan «los malos» para fastidiarlo todo.

En el mundo de las hormonas también hay intrusos. Entre ellos, son los disruptores endocrinos los que merecen llevar colgado el cartel de «muy peligrosos». En textos científicos o médicos los podemos encontrar como DEs.

Se trata de unas sustancias químicas capaces de actuar como unas hormonas y, de ese modo, interferir en el proceso de las reales. Evidentemente, con resultados nocivos para nuestra salud.

Estas falsas hormonas están en todas partes. Están en envases, pinturas, materiales de muchos juguetes, productos de higiene personal, etc. Y lo que es peor, su exposición es acumulativa e incluso se ha demostrado que sus efectos pueden transmitirse de padres a hijos.

El caso más famoso, del que tanto se habla, es el bisfenol A o BPA. Está presente en los envases plásticos (botellas, recipientes para guardar la comida y envases de un solo uso en general) y ya se ha demostrado que tiene capacidad de «intoxicar» a los alimentos por contacto. Por esto es tan importante asegurarse del tipo de plástico

Los disruptores endocrinos son falsas hormonas, unos intrusos en nuestro cuerpo.

que tenemos en casa y eliminar todos aquellos envases que están diseñados para un solo uso, como las botellas de agua envasada en este material. Además, todos estos plásticos están marcados por un código mediante el que podemos comprobar si contienen BPA o no.

Tras numerosos estudios, al BPA se le atribuyen propiedades estrogénicas. Es decir, que interfiere en las funciones de los estrógenos, una de las hormonas protagonistas del sistema reproductor, pero también actúa en otras funciones relacionadas con asuntos que nos afectan a todos, como en el metabolismo de las grasas, la tensión arterial o el estado de los huesos.

Y ¿por qué se sigue utilizando? Porque, de momento, no hay un sustituto viable (económicamente hablando, por supuesto).

Sospechosos habituales

La OMS (Organización Mundial de la Salud) ha confeccionado un listado en el que aparecen más de 800 sustancias químicas que considera sospechosas de actuar como disruptores endocrinos. A partir de este registro, los diferentes comités de seguridad deben realizar estudios concretos y decidir qué medidas se deben tomar al respecto hasta que pueda determinarse con exactitud una relación entre la causa y el efecto.

Y en ello están. Analizando, evaluando y tomando las decisiones más acertadas con cada una de las sustancias, sin que, por supuesto, se vean libres de polémicas, como las que siempre rodean a los fertilizantes e insecticidas. Porque, como en todo en esta vida, cada decisión que se toma tiene unas consecuencias económicas y sociales enormes.

Ahora que ya hemos identificado a los protagonistas, conocemos de dónde salen, cómo se comunican y qué son capaces de hacer, vamos a ver cómo se desarrolla la trama de su película y cómo afectan tanto a nuestra salud física como a la parte psicológica y/o psiquiátrica. Y cómo, en más ocasiones de las que creemos, alteran el guion de nuestra propia película.

CAPÍTULO 2

La estrecha relación de las hormonas con la felicidad y nuestro comportamiento

L AS HORMONAS Y NEUROTRANSMISORES están presentes en prácticamente todos los procesos que se llevan a cabo en nuestro organismo. Algunos los relacionamos de forma más directa con aspectos físicos, como la función de las hormonas sexuales. Son ellas las que trabajan para que las mujeres menstrúen una vez al mes, y eso sí es algo tangible.

También es fácil reconocer la labor de las hormonas en otros procesos evidentes, ya que son ellas las que regulan cuándo y cuánto tenemos que comer, a qué hora debemos tener sueño e incluso nuestro deseo sexual, algo que también posee un fuerte componente físico.

Pero las hormonas juegan, asimismo, un papel fundamental en nuestro estado psicológico, motivo por el que el sistema endocrino nos interesa tanto a los psicólogos.

Aunque bien es cierto que yo trabajo con emociones y mis herramientas son el pensamiento y las conductas, también hay que vigilar de cerca a estos pequeños seres que pueden estar haciendo de las suyas sin que nadie se entere.

> Un desequilibrio hormonal puede hallarse detrás de un problema de ansiedad que conduce a una adicción concreta.

Y es que un desequilibrio hormonal puede hallarse detrás de un problema de ansiedad que conduce a una adicción concreta, de un sobrepeso y sus consecuentes trastornos alimentarios, de una depresión, etc., y así con otros muchos ejemplos de los cuales he podido ser testigo durante mi trayectoria profesional.

Por eso, cuando nos enfrentamos a un nuevo caso, entre las muchas preguntas que se hacen al paciente se reserva un apartado al estado general de salud. No se trata de una formalidad más, ya que puede dar muchas pistas sobre cómo enfocar el plan terapéutico.

Salir del pozo negro

La relación entre la parte física y la emocional es mucho más fuerte de lo que podemos creer. Algunos efectos son prácticamente inmediatos y, por lo tanto, casi indiscutibles. Por ejemplo, después de un momento de tensión producido por estrés en el trabajo, por una discusión con un familiar o, simplemente, por las prisas y la creencia de que se perdía un tren, es normal, habitual y casi generalizado que aparezcan determinadas molestias físicas, como, por ejemplo, dolor de cabeza. Si ese estrés se prolonga en el tiempo, lo que suele generarse es dolor en el cuello o en cualquier otro músculo de la espalda, siempre relacionado con esa tensión que encoje y sobrecarga los músculos de esas zonas. Es más, podemos sentirlo incluso en la mandíbula, con el conocido como bruxismo, habitual cuando se está nervioso o en un estado de concentración máxima.

Somatizar es transformar problemas psíquicos en síntomas orgánicos de manera involuntaria.

Todo esto tiene un nombre: somatizar, es decir, transformar problemas psíquicos en síntomas orgánicos de manera involuntaria.

A este mismo ejemplo podemos darle la vuelta. Cuando tenemos un dolor de espalda (ya sea por tensión o porque nos hemos dado un golpe) nuestro humor cambia y siempre se dirige hacia el lado más oscuro.

Cuando no nos encontramos bien físicamente es mucho más complicado sentirse bien psicológicamente. Ese dolor nos pone de mal humor, es más probable que contestemos de forma brusca a quien está a nuestro lado, que nos sintamos más apáticos y que dejemos de hacer actividades que nos gustan, circunstancias que nos entristecen y que nos adentran en un círculo vicioso.

Y aquí es donde nosotros decidimos cómo nos lo tomamos y cómo nos afecta. Podemos tomar la decisión de ahogarnos y dejarnos caer en un pozo más negro o decirnos que eso no va a poder con nosotros e intentar poner una solución. Esto, aunque podemos creer que se trata de un proceso solo emocional, también tiene una importante parte física. Cuando lloramos liberamos tensión y también una buena dosis de oxitocina, con la que reducimos el dolor y disminuimos el estrés. Por eso se dice que llorar es bueno, que después nos sentimos mejor. ¡Y es cierto!

Mens sana in corpore sano

Esta frase que todos hemos pronunciado en alguna ocasión se escribió por primera vez en la antigua Roma, entre los siglos I y II d. C. Fue el cómico Décimo Junio Juvenal quien la utilizó y, aunque su significado no era el mismo con el que se emplea ahora, sí es cierto que hoy nos parece una verdad innegable.

La relación entre la parte física y la emocional se ha estudiado desde la antigüedad y, aun así, queda todavía mucho trabajo por hacer. Uno de los motivos es que la psicología es el puente interdisciplinario que integra las diferentes ciencias que estudian el funcionamiento del cerebro y, debemos recordarlo, la psicología es una ciencia aún demasiado joven.

Psicólogos y endocrinos debemos trabajar de la mano, en parte porque hay muchos problemas que afectan a las dos especialidades y, además, porque uno de los órganos «favoritos» de ambas es el cerebro. Del cerebro parten las hormonas hacia sus destinatarios (como ya hemos visto anteriormente), pero allí se originan también los pensamientos, las emociones y las conductas. Y el hecho de que todo esto surja en el mismo lugar no es una casualidad.

Las hormonas interfieren en cada una de nuestras actividades diarias.

En el cerebro comienzan los procesos cognitivos básicos, que son la atención, la percepción, la memoria y el razonamiento. Y ese mismo cerebro está influenciado por las hormonas, que tienen un efecto modulador sobre estos procesos. Para ilustrarlo pongo un ejemplo algo exagerado, pero que puede resultar muy claro. Cuando vamos a hacer la compra debemos prestar atención a lo que adquirimos, en especial debemos recordar qué necesitamos imprescindiblemente y qué no y, a la vez, razonar internamente cada decisión para situarnos en el punto medio entre llenar la cesta de lo que es fundamental y no gastar más de nuestro presupuesto. Todos esos procesos, que parten del cerebro, no siempre son iguales en cada persona. Y uno de los aspectos que más influyen en esta dicotomía viene determinado por las hormonas. Si tenemos hambre y nuestro cerebro está recibiendo la alerta de que el organismo necesita comer, las decisiones serán distintas a las que tomaríamos si acabamos de ingerir alimentos y esa señal está apagada. De la misma forma, el tipo de alimentos que acabamos de comer también influirá en la elección.

Así pues, podemos decir que las hormonas interfieren en cada una de nuestras actividades diarias.

Topicazos con base científica

Esta relación entre las hormonas, nuestras emociones y nuestro comportamiento ha estado siempre presente en la esencia misma del ser humano, aunque los científicos hayan tardado siglos en comprender y explicar el mecanismo exacto.

En el caso de las mujeres, el más llamativo puede ser la histeria. Un término con cierta carga peyorativa que se suele utilizar cuando una mujer está nerviosa, enfadada o grita. La RAE (Real Academia Española) la define como: 1. f. Enfermedad nerviosa, crónica, más frecuente en la mujer que en el hombre, caracterizada por gran variedad de síntomas, principalmente funcionales, y a veces por ataques convulsivos. 2. f. Estado pasajero de excitación nerviosa producido a consecuencia de una situación anómala». Pero no siempre ha sido así y su raíz lo demuestra.

En el papiro descubierto en Kahoun y datado hacia el año 1900 a.C., considerado uno de los textos médicos más antiguos, ya aparece una referencia al útero y a determinadas perturbaciones y síntomas que se manifiestan en las mujeres. De hecho, algunos de estos apuntes se han dado como válidos hasta el siglo XIX. Avanzamos en el tiempo y llegamos a la antigua Grecia. Aquí encontramos el primer dato revelador. Al útero se le llamaba *hysteron*.

El mismísimo Platón escribió en *Timeo*: «En las mujeres lo que se llama *matriz* o *útero* es un animal que vive en ella con el deseo de hacer hijos. Cuando permanece mucho tiempo estéril después del período de la pubertad apenas se le puede soportar, pues se indigna, va errante por todo el cuerpo, bloquea los conductos del aliento, impide la respiración, causa una molestia extraordinaria y ocasiona enfermedades de todo tipo».[2]

Llegamos a la Edad Media, ese período tan oscuro de nuestra historia en el que aparece la figura de la bruja. Y claro, era fácil relacionar a ese animal que habitaba descontrolado en la mujer con una especie de diablo o ser de presencia malvada. De aquí nos viene ese concepto tan negativo de la histeria, o de la mujer histérica.

Fue siglos más tarde, en pleno desarrollo de la medicina, cuando la histeria volvió a colocarse en el listado de enfermedades (ya no se trata de un ser diabólico) y se empezó a estudiar desde un punto de vista científico. Aunque bien es cierto que la ginecología nunca ha tenido la importancia de otras especialidades médicas, como la cardiología o actualmente la oncología, esto ya lo podemos considerar un gran avance.

Pero el siglo XIX llegó, y en el ámbito de la salud de la mujer volvió a darse un paso atrás. A pesar de que se admitía que las mujeres también tienen instinto sexual, se aceptaba que tan solo era una necesidad para mantenerse sanas y, si esas necesidades no eran cubiertas, la histeria aparecía y hacía de las suyas. ¿Cuántas frases de este tipo y con ese mismo mensaje se siguen escuchando hoy en día?

Como bien nos recuerdan varios autores en el libro *La desconocida historia de la Histeria*,[3] en 1862 F. W. de Scanzoni publicó *Tratados prácticos de las enfermedades de los órganos sexuales de la mujer*,[4] donde se trata la *neuralgia de útero*, que presenta una sintomatología que va desde la gordura o anemia al escozor en genitales, latidos que atraviesan la pelvis, estrechez anormal de la vagina o sequedad de sus paredes.

También Freud escribió sobre la histeria y fueron muchos los médicos de la época los que buscaron un tratamiento. El considerado como más efectivo fue el que denominaron *masaje pélvico*. Ahora bien, cómo esa pretendida solución fue el origen de los vibradores y de otros juguetes sexuales es otra historia.

Lo que podemos deducir de todo ello es que, además de la poca importancia que han tenido (y en parte siguen teniendo) los problemas físicos del sexo femenino en el ámbito médico, las mujeres son seres cíclicos y estos ciclos están determinados por las hormonas (como se podrá comprobar en el Epílogo de este libro, dedicado exclusivamente a este tema).

Las mujeres son seres cíclicos y estos ciclos están determinados por las hormonas.

Además del sangrado que se produce cada 28 días (más o menos), hay otros aspectos que no tienen por qué ser tan exactos ni tan medibles como la menstruación, pero que están ahí y tienen una razón. Aunque ya profundizaremos en esto más adelante, los niveles hormonales de las mujeres cambian tanto durante su ciclo menstrual como a lo largo de su vida. Esto afecta a la libido, que aumenta y disminuye en función de la carga hormonal, pero también al sueño. De hecho, el insomnio es una de las molestias más frecuentes al llegar a la menopausia.

Las hormonas que más fluctúan en las mujeres durante su edad fértil son los estrógenos, que van acompañados de la dopamina. Y estas, cuando caen, arrastran a la serotonina, un neurotransmisor conocido como la «hormona de la felicidad», que se encarga del control emocional y del estado de ánimo. Al igual que hay personas más sensibles que otras al dolor o incluso al frío y al calor, también en esto hay «niveles», y se puede decir que estos cambios afectan a algunas mujeres más que a otras. Eso sí, estoy segura de que muchas todavía no han sido capaces de relacionar esos días en los que se sienten más bajas de ánimo con un período concreto de su ciclo menstrual.

Las hormonas y los hombres

Los hombres no son seres cíclicos en el sentido de que sus hormonas no varían a lo largo del mes, aunque sí lo hacen a lo largo de su vida. La hormona masculina por excelencia es la testosterona, que siempre se ha relacionado con la fuerza y la dureza.

Al igual que las mujeres, los hombres van perdiendo la capacidad de producir esta hormona con el paso del tiempo. El primer síntoma está relacionado con el deseo sexual, pero también hay cambios en el metabolismo, al igual que ocurre con las féminas. Se pierde

Los hombres no son seres cíclicos en el sentido de que sus hormonas no varían a lo largo del mes, aunque sí lo hacen a lo largo de su vida.

masa muscular y se acumula más grasa. La diferencia es que el proceso en los hombres es mucho más lento, por lo que los cambios no son tan evidentes como en las mujeres, para las que la aparición de la menopausia supone un cambio muy radical en pocos años.

Durante la vida adulta, los hombres también tienen altibajos en sus niveles de testosterona. En un artículo publicado en *Physiology & Behavior*[5] se comunicaron los resultados de un análisis clínico muy interesante. Para realizarlo se reunió a dos grupos de hombres y se les expuso a un estímulo muy concreto con dos finales diferentes. Tras unos simples análisis de saliva se comprobó que ese estímulo había tenido consecuencias fisiológicas que iban más allá de los cambios en el estado de ánimo y la autoestima. El nivel de testosterona había cambiado.

¿Cuál era ese estímulo? Fácil, un evento deportivo. A los primeros se los monitorizó mientras veían ganar a su equipo de baloncesto, mientras que los segundos vieron perder a su equipo de fútbol. El resultado fue una mayor autoestima, una mejora en el ánimo y más testosterona en los primeros, y todo lo contrario en los segundos.

¿Sabías que después de que España ganase el mundial de fútbol de Sudáfrica se produjo un pequeño *baby boom*? Hombres con las «hormonas revolucionadas» y «mujeres histéricas» unidos en un mismo espacio dieron como resultado una generación que está ahora entrando en la adolescencia.

Que nuestros neurotransmisores y nuestras hormonas sean, en muchas ocasiones, quienes toman el control de nuestro cuerpo y nublen nuestro cerebro con procesos químicos de intenciones «dudosas» no implica que nosotros seamos unas marionetas sin voz ni voto.

Si de repente no podemos dormir por la noche o nos desvelamos con facilidad, está claro que algo falla. En muchos casos podemos decir que ese comportamiento ha sido causado por un exceso de cortisol, hormona relacionada con el estrés y a la que le gusta mucho la grasa. Para contrarrestar esa sensación desagradable, nuestro organismo busca algo que lo compense y aquí aparece la dopamina.

Más allá de las benzodiacepinas, existe otra forma de actuar y ello pasa por conocer nuestro cuerpo y nuestras emociones. Así, cuando estamos bajos de ánimo tras una situación estresante o a causa de un problema al que no encontramos solución, el cuerpo nos suele pedir una recompensa que nos genere una satisfacción y un placer inmediato para tapar ese malestar, por lo que solemos recurrir a la comida o al alcohol, porque nuestro organismo busca un pico de dopamina. Ahora bien, es muchísimo mejor liberar endorfinas, que se segregan después de realizar una actividad física, ya sea deporte, bailar o pasear en un entorno natural. Y es que, como veremos ahora, las endorfinas son las «hormonas del bienestar» que tan relacionadas están con el deporte.

Así pues, conociendo estos procesos y a nuestro cuerpo, podemos actuar de una forma más eficaz y saludable.

PARTE II

Las hormonas de la felicidad

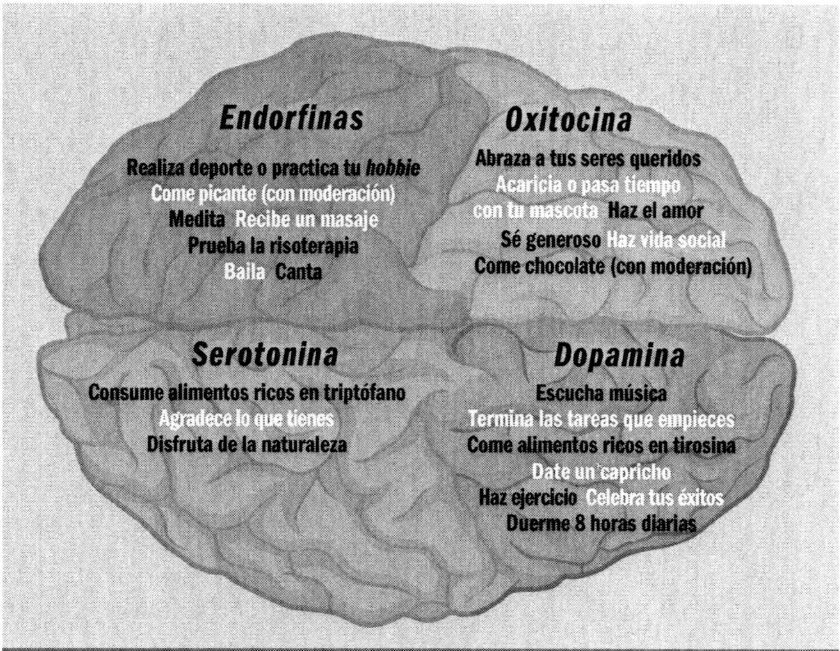

ESTIMULA LOS QUÍMICOS DE LA FELICIDAD DE TU CEREBRO

S I HAY UNA CIENCIA que es capaz de explicar todo, esa es la química. Y con todo me refiero a todo, desde la creación del mundo hasta por qué hay día y noche, por qué algo se moja y luego se seca, qué es el agua o qué hay en el aire, de qué estamos hechos, por qué enfermamos y cómo nos curamos, qué es la vida y también la muerte…

Nosotros, lo que nos rodea e incluso lo que sentimos es química. Tanto la tristeza como la alegría, que han sido muy estudiados y cuya teoría se conoce a la perfección. Eso sí, del papel a la vida real hay un trecho y mucha más química.

Así pues, incluso la receta de la felicidad y el bienestar está muy detallada y estos son los ingredientes principales: endorfinas, serotonina, oxitocina y dopamina.

Cada una de las llamadas «hormonas de la felicidad» (que en realidad son neurotransmisores) juegan un papel muy importante en nuestro bienestar. Todas ellas intervienen para hacernos sentir bien y son las protagonistas de esos momentos de euforia, de placer, de amor, de risas, de motivación y de ilusión.

Actualmente, cuando los problemas mentales (con la depresión y la ansiedad en cabeza) están de máxima actualidad, saber cómo funcionan estos neurotransmisores, qué se puede hacer para potenciar su efecto y qué para aumentar su producción, se convierte en una especie de santo grial. El llamado «cóctel de la felicidad» es pura química, por lo que solo hace falta conocer qué chispa prende cada uno de sus ingredientes para notar sus efectos. Aquí van algunas pistas para comenzar el proceso más básico de la ciencia, el «ensayo/error».

> **La receta de la felicidad y el bienestar está muy detallada y estos son los ingredientes principales: endorfinas, serotonina, oxitocina y dopamina.**

CAPÍTULO 3

Las endorfinas

P ODEMOS DECIR QUE LA ENDORFINA fue la primera «hormona de la felicidad» de la que se comenzó a hablar, y hoy sabemos que es un neurotransmisor. Hace ya unos cuantos años, cuando los centros sanitarios empezaron a insistir en las bondades del deporte para la salud y la importancia de abandonar una vida sedentaria que tanto perjudica, uno de los puntos clave de aquel discurso ya fue la relación del deporte con el bienestar gracias a la liberación de endorfinas.

Es importante saber que las endorfinas comparten sustancias con los opioides. Sabemos que el opio es uno de los mayores analgésicos, y eso es precisamente lo que producen las endorfinas en nuestro organismo, el mismo efecto que una pastilla para calmar el dolor (físico y emocional). Eso sí, sin efectos secundarios.

También, al igual que el opio, las endorfinas producen una calmada sensación de bienestarr. En efecto, logran disminuir la ansiedad, uno de los síntomas de los que más se habla en las consultas de todo tipo de especialidades, desde los médicos de atención primaria hasta los traumatólogos, debido a la somatización, a la que ya nos hemos referido.

Ansiedad es la unión de miedo más preocupación. El miedo es necesario. De hecho, en mi anterior libro (*Cómo sobrevivir al caos mental*) le dedico un capítulo entero a esta emoción, que es básica y universal. Aunque se asocia a algo desagradable, lo cierto es que el miedo es lo que nos salva la vida a diario. Ante un peligro, ese miedo es lo que activa el modo supervivencia, que no es otro que el que nos ayuda a defendernos, a correr, a protegernos, en definitiva, a ponernos a salvo y a actuar. El miedo no debe paralizar, eso es algo que le hemos añadido nosotros o que hemos leído en novelas o visto en series; el miedo impulsa.

Cuando nuestro cuerpo siente miedo se liberan dos hormonas: adrenalina, siempre ligada a la acción, y cortisol, la conocida hormona del estrés, de las que hablaremos más adelante.

Ya que el miedo es necesario y no debemos retirarlo de nuestra vida, con lo que hay que trabajar es con la preocupación, y el proceso pasa por relativizar y analizar. ¿Qué nos preocupa? ¿Cuántas posibilidades hay de que realmente ocurra? ¿Qué podemos hacer? ¿Está en nuestras manos la solución? Todas estas preguntas son el primer paso para desbloquear la preocupación. Y con unos niveles altos de endorfinas es más factible conseguirlo.

Doble ración de endorfinas

Cuando sentimos que la cabeza va a explotarnos de tanta preocupación o el nerviosismo nos está consumiendo, hay que pasar a la acción. Y lo bueno de las endorfinas es que son muy fáciles de conseguir, tan sencillo como practicar deporte.

Es una frase tan manida que ya ha perdido parte de su valor, pero no tiene por qué ser así. El deporte es el principal interruptor de la creación de endorfinas y, por lo tanto, el primer paso hacia la felicidad. De hecho, diría que incluso se puede medir y, para mí, el indicador más fiable es lo que hemos sudado cuando hemos practicado deporte. Si acabamos empapados es que lo hemos hecho bien, y no me tiembla la

> El deporte es el principal interruptor de la creación de endorfinas y, por lo tanto, el primer paso hacia la felicidad.

mano si apuesto a que ahora nos sentimos mejor, con la cabeza más despejada y el cuerpo libre de tensiones.

Sin embargo, aunque el deporte es quizás la actividad más vinculada a la generación de endorfinas, existen muchas otras que también ayudan a su producción. Me refiero a actividades tan enérgicas como bailar o cantar (o las dos a la vez), o tan pausadas y relajantes como practicar unos minutos de meditación cada día o ponerse en manos de un buen masajista para desestresarnos un poco. También se pueden activar endorfinas mediante la comida. El picante es un buen ejemplo, o incluso comer un poco de chocolate.

HORMONA	FUNCIÓN	¿CUÁNDO SE LIBERA?	¿CÓMO POTENCIARLA?*
Endorfinas	Actúan estimulando la sensación de placer y bienestar y reducen la sensación de dolor. La ausencia o deficiencia puede producir estados depresivos.	Se manifiesta con la presencia de situaciones estimulantes y agradables y como resultado de la activación por el estrés o el dolor.	· Realiza deporte o practica tu *hobbie* · Come picante (con moderación) · Medita · Recibe un masaje · Prueba la risoterapia · Baila · Canta

*En todos los casos, siempre hay que tener en cuenta que algunas actividades activan más de una hormona de la felicidad a la vez.

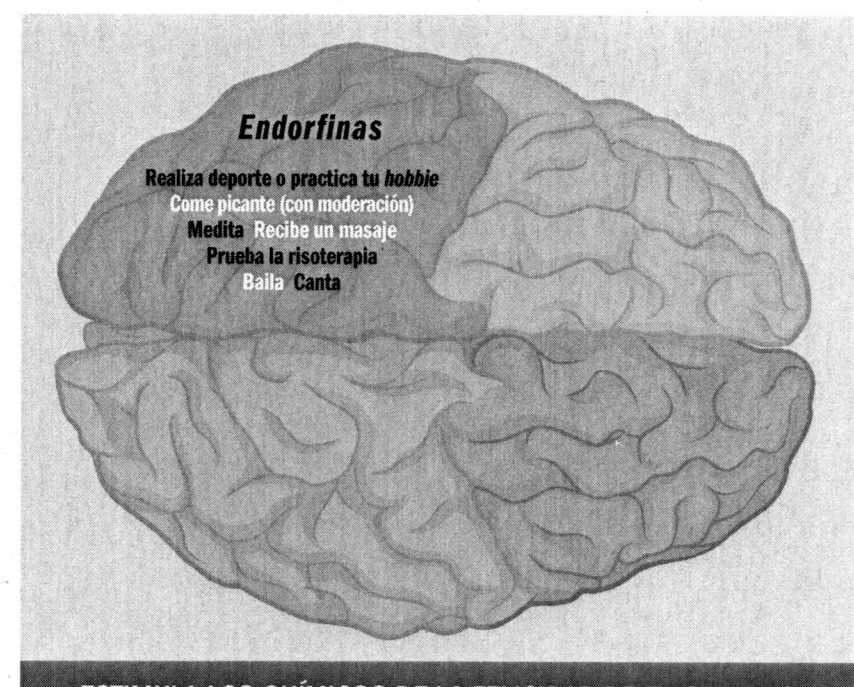

Endorfinas

Realiza deporte o practica tu *hobbie*
Come picante (con moderación)
Medita Recibe un masaje
Prueba la risoterapia
Baila Canta

ESTIMULA LOS QUÍMICOS DE LA FELICIDAD DE TU CEREBRO

CAPÍTULO 4

La serotonina

L A SEROTONINA ES UN NEUROTRANSMISOR que popularmente se ha conocido como la auténtica «hormona de la felicidad». Sin embargo, aunque tiene mucho que ver con nuestro bienestar, también se encarga de muchas otras funciones importantes, como por ejemplo regular el apetito (ya que decide cuándo estamos saciados), controlar la temperatura corporal o intervenir en el proceso del deseo sexual. Aun así, el título de «la hormona de la felicidad» se lo ha ganado a pulso y aquí no lo vamos a discutir.

A diferencia de otras hormonas o neurotransmisores, la serotonina tiene dos hábitats en los que trabaja, el cerebro y el intestino. De hecho, es nuestro sistema digestivo el que produce casi el 90% de la serotonina total. Esto puede llevar a hacernos pensar que esta es la clave de por qué sentimos mariposas en el estómago cuando nos ilusionamos con algo o estamos enamorados, pero no, no tiene nada que ver. Esa sensación está relacionada con el miedo a lo desconocido o ante un reto (que nuestro amor sea correspondido, por ejemplo). Ante el miedo, el cuerpo se pone en «modo lucha» y toda la sangre se concentra en piernas y brazos (para poder correr o defendernos) y el estómago se vacía y sus funciones pasan a un segundo plano. Y esto es precisamente lo que provoca ese cosquilleo que interpretamos como amor.

También hay otra expresión menos romántica, que asegura que los estreñidos siempre están de mal humor. Esto, que incluso se ha utilizado para bromear en anuncios de cereales ricos en fibra (la fibra ayuda al tránsito intestinal), sí está relacionado con la serotonina y la felicidad. Y es que la falta de serotonina puede derivar en problemas intestinales como el estreñimiento crónico, y una de las consecuencias es que nos sentiremos más pesimistas, decaídos y de peor humor.

También por este motivo se dice que el estómago es el segundo cerebro, o una frase que me encanta: «Por la panza entra la danza». Y es que ¿qué nos hace más felices que una buena comida?

Un neurotransmisor más presente en los hombres

Los hombres y las mujeres son distintos en muchísimos aspectos, incluida la forma de sentir. Aunque esto hoy en día pueda considerarse políticamente incorrecto, el hecho de que los hombres lloren menos no es un tema 100% cultural o social. Lloran menos no solo porque se les ha dicho que los hombres no lloran o frases similares, también por una explicación científica en el que la química y la biología coinciden. Los hombres tienen un 52% más de serotonina que las mujeres. Y esto tiene muchas implicaciones, y la más interesante es la mayor predisposición de las mujeres a sufrir ansiedad en comparación con los hombres. Ahora bien, esto no quiere decir que los hombres sean más felices porque sí. Pero no es una locura generalizar que suelen darles menos vueltas a las cosas y evitar caer en el círculo vicioso de las preocupaciones sin sentido.

En este punto, como mujer, tengo que destacar la falta de estudios que hay al respecto. Esto es debido a que, históricamente, los ensayos clínicos se han desarrollado con hombres, y muchas ideas y teorías se han elaborado con esta base. Ahora que sabemos la inmensa cantidad de diferencias que existen entre géneros, mucha información que se sigue dando por válida hoy debería estar en cuarentena hasta disponer de toda la información referente a las mujeres.

Cómo producir más serotonina

Querer más serotonina para ser más felices es algo totalmente lícito. De hecho, conseguirlo es relativamente fácil, incluso más que lograr aumentar los niveles de endorfinas.

El problema en casos de depresión, como veremos más adelante, no es la falta de serotonina o que nuestro cuerpo no sea capaz de producirla, sino que no se capta de forma correcta. Pero de esto ya hablaremos en el capítulo 11.

Ahora dejaremos la depresión de lado y vamos a centrarnos en períodos de tristeza o decaimiento. De hecho, la palabra *depresión* ha perdido su sentido verdadero de tanto usarla. Así, la expresión «estoy algo depre» se ha convertido en una excusa para no quedar cuando no te apetece, para justificar un atracón de una comida poco saludable o para no hacer nada en todo el día, de manera que la palabra *depresión* ha perdido su condición de trastorno.

Es normal sentirse triste. Hay momentos en los que la tristeza está totalmente justificada, como un duelo, un fracaso, una mala noticia, etc., y en otros momentos esa tristeza o apatía no estará directamente relacionada con un acontecimiento o será el conjunto de muchos, pero será igual de válida.

En esos momentos o períodos de tristeza, sí que es necesario ampliar las fuentes de serotonina y aumentar su producción, y esto se puede lograr de varias formas, como ahora se verá.

Una primera forma de activar la serotonina es comiendo alimentos ricos en triptófano (presente en el pescado o en los frutos secos), ya que es un aminoácido esencial que ayuda a nuestro organismo a producir serotonina y también melatonina, la conocida «hormona del sueño». Otra forma es, simplemente, tomando un poco el sol cada día: el sol es la mayor fuente de vitamina D para nuestro organismo y, a su vez, esta vitamina forma parte del proceso de producción de serotonina.

Realizar alguna actividad física (correr, pasear, hacer yoga) también genera su activación, y más si la llevamos a cabo rodeados de naturaleza. Por defecto, mantener alejado el estrés también ayuda a mantener unos buenos niveles de serotonina en el cuerpo.

Baños en hielo

En ocasiones, llevar a nuestro cuerpo y a nuestra mente al límite puede tener efectos positivos en nuestra salud. Eso sí, siempre que sepamos controlarnos y tengamos un alto grado de autoconocimiento.

Uno de los mejores ejemplos es el que encontramos en Wim Hof, un atleta holandés que ha puesto su nombre a un método un tanto extremo, pero al que nadie todavía ha encontrado la forma de rebatir. Todo comenzó cuando su mujer se suicidó por problemas psicológicos y se quedó a cargo de sus cuatro hijos. La meditación no era suficiente y Hof empezó a experimentar con su cuerpo, siempre con el objetivo de encontrar herramientas que le hiciesen más fuerte.

Su lema es «Eres más fuerte de lo que piensas», y bajo este paraguas comenzó con las pruebas más duras: los baños en hielo. Según él, con esta técnica logra fortalecer el sistema inmune, reduce el estrés y mejora la autoestima por el gran control de su fuerza de voluntad. ¡Y es que hay que estar muy seguro de lo que se persigue obtener para introducirse en agua helada en pleno invierno!

Esta técnica y su tremenda repercusión pronto llamó la atención de la comunidad científica. A falta de evidencias claras y precisas, son muchos los investigadores que se han puesto manos a la obra para comprobar qué hay de cierto en esto y qué puede ser contraproducente y, para sorpresa de muchos, de momento son más las voces que lo defienden, aunque de momento no hay un estudio que pueda servir de referencia.

¿Qué beneficios tiene sumergir nuestro cuerpo en agua helada? La teoría aquí sí es clara. Ese esfuerzo para nuestro organismo despierta el cortisol, la adrenalina y la noradrenalina. Es decir, el equipo responsable de las emociones fuertes. Tras este chute llega la serotonina para poner un poco de paz y esa chispa de felicidad que crea junto a la dopamina, la responsable de que nos dé ese subidón del «lo he conseguido».

Así, con un rápido chapuzón logramos mejorar la autoestima, liberar estrés y relajar el cuerpo para favorecer el descanso. En la parte física, algunos médicos aseguran que esto puede ayudar a fortalecer el sistema inmune y a desinflamar el organismo, siempre que hablemos de adultos sanos.

HORMONA	FUNCIÓN	PROPIEDADES	¿CÓMO POTENCIARLA?*
Serotonina	Se encarga de regular el control de las emociones, el estado de ánimo y el apetito sexual.	Aumenta la concentración y la autoestima. Su ausencia se asocia a trastornos como la depresión, la ansiedad, el estrés, el trastorno obsesivo compulsivo, etc.	· Consume alimentos ricos en triptófano (pescado, frutos secos, semillas, plátanos, lácteos, huevos, etc.) · Agradece lo que tienes · Disfruta de la naturaleza · Realiza alguna actividad física · Evita el estrés · Toma el sol · Dúchate o hazte un baño en agua muy fría

*En todos los casos, siempre hay que tener en cuenta que algunas actividades activan más de una hormona de la felicidad a la vez.

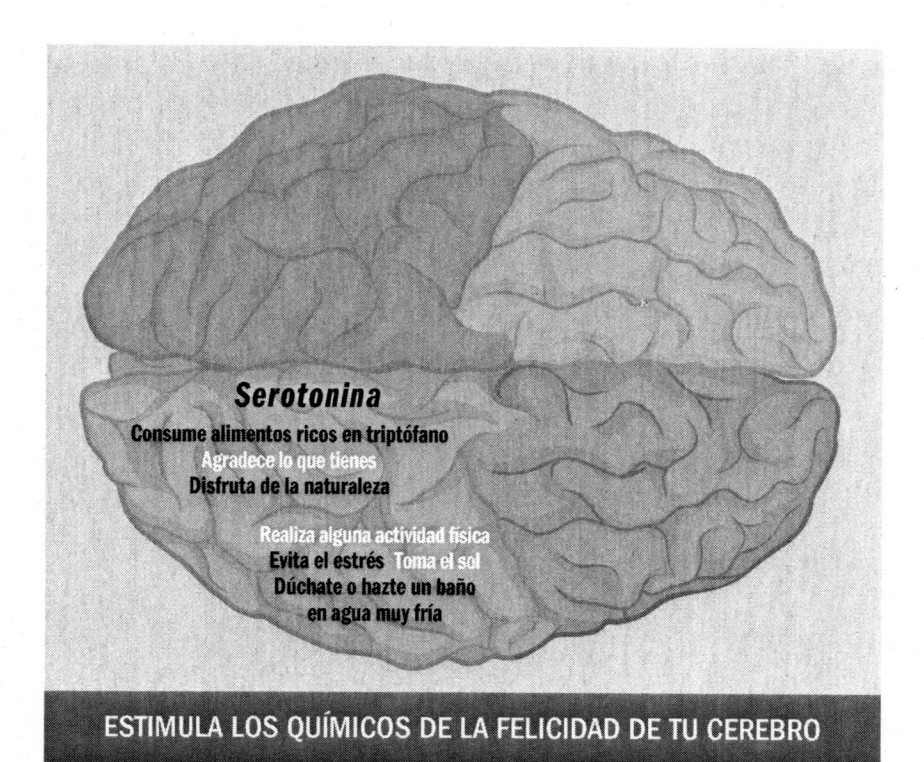

Serotonina

Consume alimentos ricos en triptófano
Agradece lo que tienes
Disfruta de la naturaleza

Realiza alguna actividad física
Evita el estrés Toma el sol
Dúchate o hazte un baño
en agua muy fría

ESTIMULA LOS QUÍMICOS DE LA FELICIDAD DE TU CEREBRO

CAPÍTULO 5

La oxitocina

L E TOCA EL TURNO A LA CONOCIDA COMO LA «HORMONA DEL AMOR». Desde el punto de vista más científico, la gran particularidad de la oxitocina es que es una hormona, pero también puede actuar como un neurotransmisor.

La primera función es la que se explica a todas las mujeres embarazas, momento en el que muchas personas conocen a esta hormona no tan famosa como las anteriores. La oxitocina tiene un papel importantísimo en el parto y también en la lactancia. De hecho, cuando se intenta provocar el parto (porque el embarazo ha llegado a término, por ejemplo) se administra esta hormona de forma artificial para aumentar las contracciones del útero. Después, es también la oxitocina la que ayuda a que las mamas segreguen la leche que demanda el bebé. En este caso, la succión del bebé estimula la mama y esta manda una señal al celebro para que comience la producción de leche.

Lo que no se conoce tanto es que los hombres también liberan oxitocina; en su caso está estrechamente ligado a la eyaculación.

Por su parte, su función como neurotransmisor está más enfocada hacia los sentimientos. La oxitocina crea vínculos. El mejor ejemplo es el de una madre nada más conocer a su recién nacido. Gracias a esta hormona se

La oxitocina crea vínculos.

olvida todo el sufrimiento que se acaba de pasar durante el parto y siente una felicidad y un amor incondicional por el bebé. También es la oxitocina la que ayuda a sobrellevar todo el trabajo del parto y parte de la recuperación, así como que el bienestar y la felicidad se antepongan al dolor o al miedo. Por eso, también se dice que la oxitocina es capaz de controlar el dolor.

Solo con esto ya se merece el título de «hormona del amor», pero hay más. Y es que no solo hay que hablar del amor de una madre hacia su recién nacido, sino también de la empatía, de las relaciones sociales y del cariño hacia las personas que se tienen cerca.

Subidón de oxitocina

La mayor liberación de oxitocina se produce durante el parto y la lactancia. Es cierto que hay otros momentos en los que nuestro organismo la produce de forma natural, pero en ningún caso a esos niveles.

Dejando aparte ese momento tan concreto de la vida de las mujeres, hay otros momentos en los que esta hormona recorre nuestro cuerpo. El siguiente en la lista de intensidad sería el orgasmo, tanto para las mujeres como para los hombres. Aquí de nuevo encontramos una doble función en el caso de las mujeres. Por un lado, la oxitocina provoca las contracciones uterinas que ayudan a que los espermatozoides viajen hasta el óvulo y puedan fecundarlo. Por otro, esa sensación de placer, calma y enamoramiento que aparece tras el orgasmo es debido a la liberación de oxitocina.

Un poco más abajo de esa lista estarían las caricias sensuales, los besos, los abrazos (los buenos son los de más de ocho segundos, como bien apunta Marian Rojas) e incluso las miradas o las sonrisas. Obviamente, en esos casos la intensidad es menor, pero no hay que olvidar que la suma resultante puede ser tan grande como nosotros queramos.

Pero si hay algo por lo que queramos hoy en día segregar más y más oxitocina es porque esta hormona es capaz de anular el cortisol. Sí, sí, la temida «hormona del estrés», la que nos saca de quicio, nos hace enfermar, nos provoca caída del pelo, nos produce dolor de cabeza... Pero de eso hablaremos más extensamente un poco más adelante, ya que el cortisol se merece unas páginas solo para él.

HORMONA	DEFINICIÓN	¿CUÁNDO SE LIBERA?	¿CÓMO POTENCIARLA?*
Oxitocina	«La hormona del amor». Su función está relacionada con el incremento de la empatía, compasión y confianza. Modula el comportamiento social, sexual y parental.	Durante el parto y la lactancia en el caso de las mujeres y en la eyaculación en el caso de los hombres.	· Abraza a tus seres queridos · Acaricia o pasa tiempo con tu mascota · Haz el amor · Sé generoso · Haz vida social · Come chocolate (con moderación)

*En todos los casos, siempre hay que tener en cuenta que algunas actividades activan más de una hormona de la felicidad a la vez.

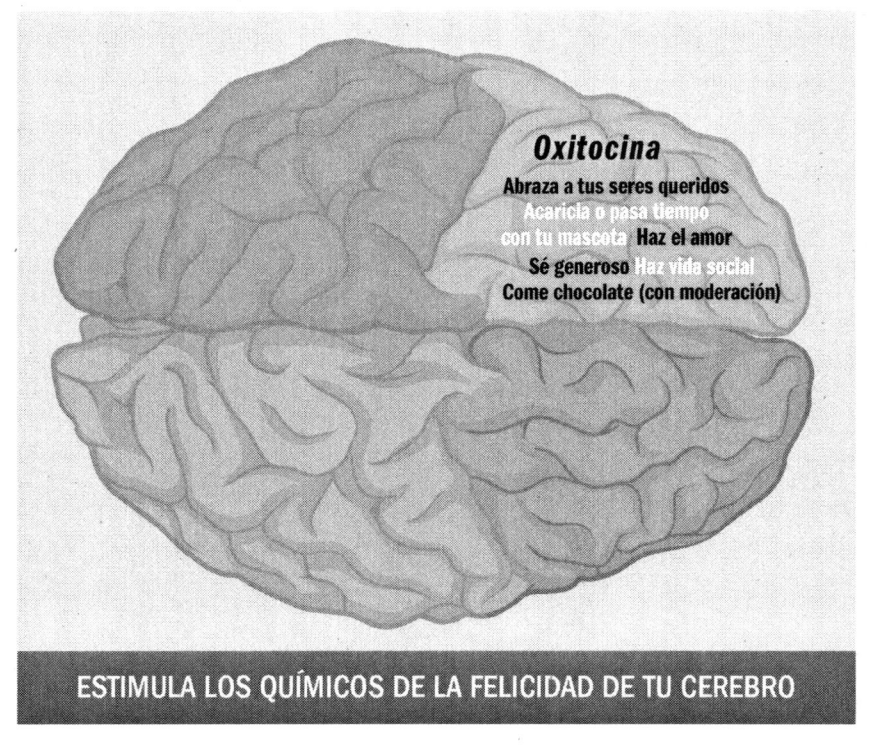

Oxitocina

Abraza a tus seres queridos
Acaricia o pasa tiempo con tu mascota Haz el amor
Sé generoso Haz vida social
Come chocolate (con moderación)

ESTIMULA LOS QUÍMICOS DE LA FELICIDAD DE TU CEREBRO

CAPÍTULO 6

La dopamina

L A DOPAMINA ES LA CONOCIDA COMO «HORMONA DEL PLACER» y es la que en la actualidad está más de moda y de la que más se habla. De nuevo estamos ante un neurotransmisor cuyo mensaje es fácil: el placer inmediato. La dopamina aumenta con cualquier estimulo placentero, pero hay que distinguir los conceptos placer y felicidad, ya que en realidad son sensaciones diferentes y cada una merece tener su lugar. El placer es algo momentáneo, un instante, mientras que la felicidad es algo más duradero.

La doctora Paloma Fuentes, ganadora del Premio Mundial de la Felicidad y autora del libro *La medicina de la felicidad*,[6] habla largo y tendido sobre este tema y lo mucho que nos cuesta diferenciar placer de felicidad. Una de las historias que ha contado en muchas de sus presentaciones y entrevistas y que utilizó en su libro se centra precisamente en esto. Durante años preguntó a todo el que se cruzaba por su camino qué era para ellos la felicidad. Logró reunir unas dos mil respuestas y, tras analizarlas, las que más se repetían era sosiego, calma y paz, especialmente por parte de las personas de mayor edad, las que ya habían madurado y habían aprendido a diferenciar la felicidad del placer. Esto la llevó a preguntarse por qué no se enseña, por qué no es una lección que se imparta en el colegio, que se trasmita de padres a hijos, que nos obliguen a saber…

Para mí, la clave, lo que logró que en mi cabeza se oyese ese clic, fue entender que nadie puede hacerme feliz si yo no quiero, al igual que no me puede hacer infeliz si no le dejo. Precisamente porque la felicidad es algo interno, que depende de mí, que está en mi mente. Por eso, a mis pacientes siempre les digo que a todos nos pasan «cosas malas», que en la vida hay tristeza, dolor y pena, pero cómo nos afecte eso solo depende de nosotros. Si tenemos las herramientas adecuadas y sabemos manejarlas, cuando lleguen esas sensaciones solo tendremos que analizarlas, trabajarlas y llevarlas hasta donde nosotros queramos que estén para poder retomar nuestro bienestar.

> La felicidad es la energía que nuestra mente va generando cada día, bien invertida, acoplada, armónica y equilibrada.

Y como seguro que te lo estarás preguntando (porque yo lo hice y hasta que no lo leí no paré), aquí te dejo la respuesta de Paloma Fuentes sobre qué es para ella la felicidad en una entrevista que concedió a la revista *Mía*: «Mi definición es muy simple, básica y esencial. La felicidad es buena energía que se genera en nuestra mente y que invertimos a lo largo de nuestro día a día en muchísimas cosas. Se trata de un proceso biológico que está en nosotros y que lo necesitamos para seguir con nuestra vida. La cuestión es que normalmente no somos conscientes de ello. Creemos que la felicidad se obtiene haciendo cosas, cosas que tienen que ver con lograr algo, hacer un viaje, cumplir un objetivo. Eso te da un momento de placer, que es igual de necesario. Pero eso no es la felicidad. La felicidad es la energía que nuestra mente va generando cada día, bien invertida, acoplada, armónica y equilibrada».[7]

El lado oscuro de la dopamina

Volvemos al placer y a la dopamina de la mano de otra excelente autora, en este caso de la psiquiatra Anna Lembke. En su libro *Generación dopamina*[8] expone de forma clara y concisa la cara B de la dopamina. Sí, amigos, la hormona del placer es un ser oscuro, es la amiga que va de buena y de guay y nos lleva por el mal camino si no sabemos pararla, es esa decisión que nos parece ideal hasta que se nos va de las manos, es todo lo bueno con lo que soñamos y todo lo malo que aparece en nuestras pesadillas. Y es que la dopamina está íntimamente relacionada con las adicciones (mi especialidad profesional).

«Somos adictos a la búsqueda constante de placer fácil», afirma Lembke. Y esto es igual que decir que somos adictos a la dopamina. Y las adicciones no son buenas, aunque sea a las manzanas, a limpiar la cocina o a cuidar de nuestra madre.

«Te estás poniendo muy tremendista o catastrófica», me podéis decir, y lo entiendo. De hecho, la dopamina también está muy ligada a la motivación, al igual que a la recompensa. Nuestro cuerpo empieza a liberar dopamina desde el mismo momento en el que pensamos en ese estímulo que nos provoca placer. Por ejemplo, pensemos en que nos encanta ir de compras. Cuando tomamos la decisión de comprarnos algo, ya empezamos a producir dopamina y, por lo tanto, a sentir placer. También sentimos los efectos de la dopamina con el resultado o la recompensa, por mínimo que haya sido el esfuerzo. Esa motivación nos anima a dar el siguiente paso, a esforzarnos y a superarnos, pero no siempre es así, ya que muchos placeres no requieren apenas esfuerzo.

Como bien explica Anna Lembke, vivimos en la sociedad de la abundancia y eso, que debería ser un motivo de celebración, se ha vuelto en nuestra contra. Esa facilidad para obtener placer instantá-

> Vivimos en la sociedad de la abundancia y eso, que debería ser un motivo de celebración, se ha vuelto en nuestra contra.

neo sin esfuerzo nos convierte en personas sin capacidad de superación, en una generación frágil que no sabe anteponerse a los problemas porque se nos olvida lo que es el esfuerzo.

Hace años se hablaba de adicciones a determinadas sustancias o al juego. Pero esas adicciones eran caras y no siempre de acceso fácil. Ahora, solo en nuestro móvil tenemos desde apps que nos «empujan» a las compras compulsivas, videojuegos o las mismas redes sociales, el ejemplo perfecto de cómo obtener placer inmediato con el mínimo esfuerzo.

El aburrimiento, ese estado en el que crece la creatividad y las grandes ideas, está hoy en peligro de extinción. Los niños ya no saben lo que es y a nosotros nos aterroriza más que la idea de la nevera vacía, la subida de la hipoteca o la infidelidad de la pareja. Hemos vendido nuestra alma con tal de no aburrirnos.

Y aquí llegamos a otro concepto que me encanta: el hedonismo adaptativo. Nos acostumbramos demasiado fácilmente a ser felices, a estar bien, y no solo no lo valoramos, sino que necesitamos más para mantenernos así, o eso creemos. Cada vez nuestro cerebro necesita un estímulo mayor para sentir el placer, por lo tanto, cada vez necesitamos mayor cantidad de dopamina para sentirnos bien.

Y así, de ese placer que nos prometía la dopamina hemos llegado a la frustración porque nunca nada es suficiente. Cada vez queremos un coche más caro, tener más ropa en el armario, una casa más grande, viajar más lejos…

¡Respira! Después de este giro de guion tan traumático en el que hemos pasado de la felicidad al fracaso, a la desilusión y al desengaño en unos pocos párrafos, te diré que todo tiene solución.

Cómo contrarrestar el lado oscuro de la dopamina

A la hora de contrarrestar la necesidad de dopamina quiero exponer dos soluciones. La primera, de la que es partidaria Lembke, es tan simple como trabajar en uno mismo y, después, en un proyecto mayor que nosotros mismos. No conformarnos con metas cercanas e imponernos objetivos cuyo resultado nos llene de verdad. De dopamina, pero también de serotonina. Que incluya crecimiento personal, autorrealización, ser más en todos los aspectos. Y para llegar a eso hay un paso insalvable que es conectar con las personas.

La segunda es un tanto controvertida y son muchos los expertos que no la comparten y no ven sus ventajas. Aun así, su creador, el doctor Cameron Sepah, la plantea como la única solución a lo que él denomina «la droga del siglo XXI», la dopamina.

En agosto de 2019 publicó un post titulado *La guía definitiva del ayuno de dopamina 2.0*, tal como encontramos en artículos como el de Josep Calbet.[9] En Silicon Valley, donde todo es 2.0, fue acogida con los brazos abiertos.

Se trata de una técnica basada en la terapia cognitivo-conductual (TCC), la misma con la que se tratan muchísimos trastornos mentales. En este caso se enfoca a gestionar conductas adictivas como la adicción a la dopamina, ya sea en forma de redes sociales, comida rápida, videojuegos, compras u otro tipo de consumismo y experiencias.

Según Sepah, si se restringe tanto el tiempo como la cantidad durante períodos de tiempo específicos, se podrá retomar el control y resetear nuestro sistema para volver a sentir placer con niveles aceptables. Y tiene todo el sentido, porque cuanto más deseas algo, más placer te da tenerlo. El problema es que, cuando todo se tiene con un chasquido de dedos y no hay esfuerzo, el placer no es igual.

Las objeciones a esta teoría es que este ayuno debe ir acompañado de un programa más amplio. Para muchos, esta solución solo apunta a una punta del gran iceberg.

Eso sí, con este ayuno podemos medir la adicción que tenemos a un determinado estímulo. Si cuando nos quedamos sin redes sociales o sin conexión a internet nos deja de latir el corazón, tal vez es el momento de tomar medidas. Una situación así dispara otra hormona, en esta ocasión no tan querida, el cortisol.

Cómo producir más dopamina

Como ocurre con otras hormonas, la dopamina reacciona muy positivamente ante la actividad física. Practicar ejercicio en un grado moderado (en extremo y terminando exhaustos se puede llegar a producir el efecto contrario, y que aparezca el temido cortisol) favorece su estimulación, al igual que otras actividades tan placenteras como escuchar música o comer alimentos ricos en tirosina (como lácteos o almendras).

Otra actividad que ayuda a generar importantes dosis de dopamina es terminar alguna tarea que hayamos empezado. El placer del trabajo bien hecho, de la labor finalizada, inunda el torrente sanguíneo de un placer de bienestar y de satisfacción propia generado por la dopamina.

HORMONA	DEFINICIÓN	¿CUÁNDO SE LIBERA?	¿CÓMO POTENCIARLA?*
Dopamina	Hormona de la satisfacción y el sistema de recompensa.	Se libera cuando logramos metas y objetivos.	· Escucha música · Termina las tareas que empieces · Come alimentos ricos en tirosina (almendras, aguacate, lácteos, arándanos, etc.) · Date un capricho (con moderación) · Haz ejercicio · Celebra tus éxitos · Duerme 8 horas diarias

*En todos los casos, siempre hay que tener en cuenta que algunas actividades activan más de una hormona de la felicidad a la vez.

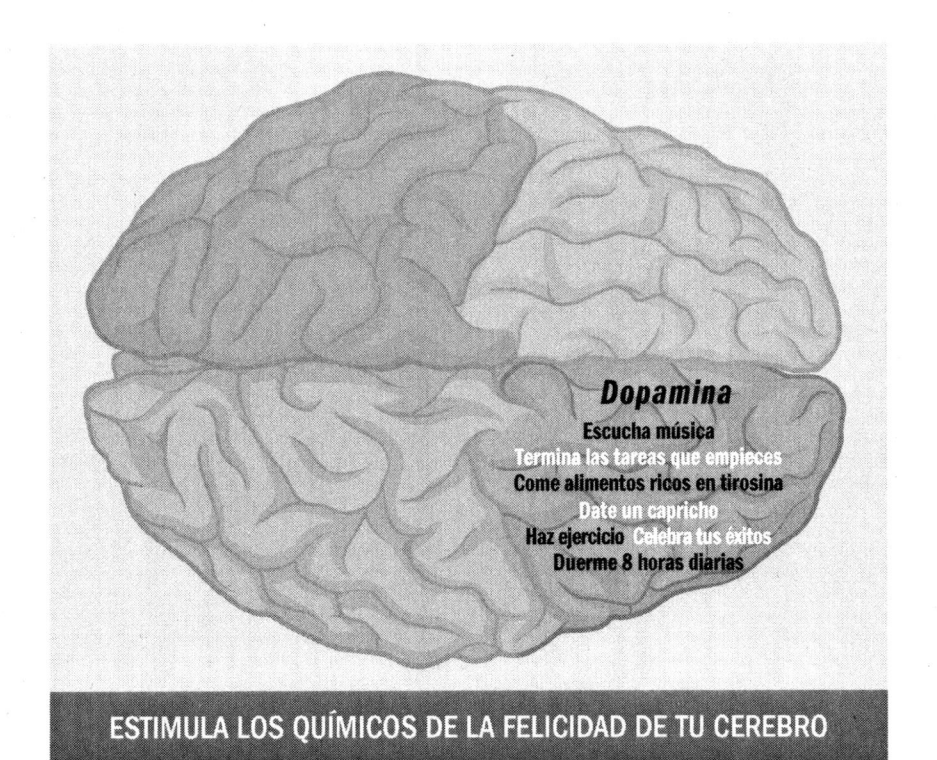

Dopamina
Escucha música
Termina las tareas que empieces
Come alimentos ricos en tirosina
Date un capricho
Haz ejercicio Celebra tus éxitos
Duerme 8 horas diarias

ESTIMULA LOS QUÍMICOS DE LA FELICIDAD DE TU CEREBRO

CAPÍTULO 7

Cinco acciones esenciales para activar las hormonas de la felicidad

L AS HORMONAS SON MUY PRÁCTICAS y, al igual que los neuro-transmisores con los que en ocasiones las confundimos, son también muy cuadriculadas. Todo tiene su espacio, su momento y su porqué, y ya sabemos la importancia de todo esto para que en su mundo siempre reine una armonía ideal. Todo ello podría llevarnos a pensar que las hormonas llevan una vida espartana, que se rigen por unas normas férreas y que en su vida no hay lugar a la improvisación. Pero no, nuestras hormonas no son (y no quieren que seamos) unos seres aburridos, grises y planos. A ellas también les gusta darse un capricho y no de vez en cuando, sino más bien con una regularidad fluida.

Pero ¿cuáles son los «caprichos» de las hormonas? Pues cosas tan sencillas como la risa, los abrazos, compartir momentos con esas personas a las que queremos, tomar el sol y descansar como nos lo merecemos.

Parecen caprichos fáciles, sencillos de conseguir y asequibles para todos (tanto por tiempo como por dinero). Entonces, ¿por qué a veces nos

> ¿Cuáles son los caprichos de las hormonas? La risa, los abrazos, compartir momentos con esas personas a las que queremos, tomar el sol y descansar como nos lo merecemos.

cuesta tanto lograrlos? Tal vez si conociésemos los beneficios (a todos los niveles) que tienen estos pequeños placeres de la vida, nos los platearíamos de otra forma.

Quizás, después de toda la información que os voy a contar sobre cada uno de estos caprichos, les demos el valor que se merecen, ya que, como veremos, son potentes activadores de las hormonas de la felicidad.

LA RISA

A pesar de ser algo innato y universal, creo que se ha estudiado poco. Por diferentes motivos, la psicología se ha centrado más en los problemas como la depresión o los trastornos de personalidad que en la alegría, los beneficios de la risa o el positivismo, temas que entraron en los libros de psicología hace bien poco. Es por ello por lo que hay mucha más información sobre la tristeza que sobre la alegría.

Pero aquí estamos hablando del bienestar emocional, así que vamos a centrarnos en la risa y sus beneficios. Como decía, el gesto de reír es algo universal, es decir, se interpreta de la misma forma aquí que en cualquier otra parte del mundo. Ahora percibir esto es más sencillo porque el mundo está tremendamente conectado, y es fácil saber qué gestos entienden todas las personas y cuáles son más locales. Aun así, siempre hay sorpresas. Por ejemplo, levantar el pulgar con el puño cerrado aquí es un OK en toda regla. Ahora bien, en Grecia, Irán o Rusia constituye un insulto bastante obsceno. Algo parecido ocurre con mirar directamente a los ojos. Por ejemplo, en los países árabes se evita a toda costa, sobre todo por parte de las mujeres.

Curiosidades aparte, hay un grupo de gestos que sí son universales, y la risa o la sonrisa (su hermana pequeña) es uno de ellos. Paul Ekman fue un psicólogo pionero en el estudio de las emociones y su relación con la expresión facial. Realizó un minucioso estudio y concluyó que estas eran las expresiones básicas y universales: alegría, ira, miedo, asco, sorpresa y tristeza. Esta lista la elaboró en 1972, aunque posteriormente la completó. Junto a estas emociones, Ekman describió la forma en la que se expresaban. Por ejemplo, en el caso de la muestra de alegría escribió: «Se produce mediante la contracción del músculo que va del pómulo al labio superior y del orbicular que rodea al ojo. Las mejillas se elevan». Es decir, lo que conocemos como una sonrisa.

Por otro lado, la sonrisa es innata, es decir, no es adquirida. Para esto, la mejor prueba es que los niños ciegos también sonríen a pesar de que nunca han visto a nadie hacerlo; por tanto, es algo que surge del interior.

Obviamente, la sonrisa tiene un componente social, algo de lo que se habló hasta la saciedad durante la época más dura de la pandemia en la que nos cubríamos con mascarillas y las sonrisas se borraron en las calles. También podemos hablar de lo contagiosa que es la risa. ¿A que siempre nos hace más gracia algo si el que nos lo cuenta se empieza a reír antes de terminar de contárnoslo? Lo mismo ocurre con muchas series que introducen risas enlatadas. A lo mejor ese chiste o situación no nos ha hecho mucha gracia, pero al oír las risas, se nos contagian y se nos escapa alguna sonrisa. ¿Y los ataques de risa? ¿Podemos enfadarnos con alguien que está «sufriendo» un ataque de risa? O mejor todavía ¿podemos resistirnos a un ataque de risa de un niño pequeño? Si contestas sí es que no tienes alma.

Estudios a carcajadas

Sobre la risa se han realizado menos estudios, pero esto no quiere decir que no los haya. Por ejemplo, en China se llevó a cabo uno hace siglos que adjudica unos beneficios diferentes a la risa dependiendo de la vocal que se utilice al reír. Hay risas que pueden considerarse bonitas y otras feas (algunas dan un poco de vergüenza ajena y precisamente por eso nos reímos más al oírlas), pero todas tienen efectos tanto a nivel físico como psíquico. Y no olvidemos la cita de Sean O'Casey: «La risa es la música del alma».

> La risa induce una reducción significativa en los niveles de cortisol, lo que sugiere que la risa puede ayudar a reducir la respuesta al estrés.

Un estudio algo más reciente es el denominado «Efectos de la risa en la liberación de endorfinas». Realizado en la Universidad de California, Irvine, en 2003, y publicado en la revista *Proceedings of the Royal Society of London*, investigó cómo la risa puede aumentar la liberación de endorfinas y concluyó que la risa inducía cambios en la actividad cerebral que se asemejaban a los efectos de la administración de opioides.

Por otro lado, un estudio publicado en la revista *Psychological Reports* en 2012, «Efectos de la risa en el estrés y el cortisol», examinó los efectos de la risa en los niveles de cortisol, la hormona del estrés. Los investigadores descubrieron que la risa inducía una reducción significativa en los niveles de cortisol, lo que sugiere que la risa puede ayudar a reducir la respuesta al estrés.

Asimismo, también se ha investigado cómo la risa puede influir en las hormonas sexuales, demostrando cómo aumenta la liberación de hormonas como la gonadotropina coriónica humana (hCG) y la dehidroepiandrosterona (DHEA).

Tres píldoras para demostrar que existen estudios sobre el tema y también que se siguen haciendo, porque se cree que todavía queda muchísimo por descubrir y conocimientos por afianzar.

Vamos con la parte más práctica. Sabemos que para que la risa se despierte debe haber un estímulo. Es decir, algo nos tiene que hacer gracia. Pero ¿qué ocurre en nuestro interior? Ese estímulo activa el córtex del cerebro y comienza a liberar impulsos eléctricos. Entre esas sustancias que empiezan a viajar por nuestro torrente sanguíneo o que se mueven de neurona a neurona ya sabemos que están las hormonas y los neurotransmisores, pero en este caso en concreto las protagonistas son las endorfinas, motivo por el que la risa nos ayuda a sentirnos bien. A su vez, el cortisol baja, por lo que reduce el estrés.

Pero vayamos por partes, pues hay muchos más implicados detrás de las carcajadas. El cartel de la película cada vez que sonríes es:

- **Endorfinas:** la risa provoca la liberación de endorfinas, que empiezan a moverse por nuestro organismo tan solo un segundo después de haber recibido el estímulo. Las endorfinas son mensajeros químicos que funcionan como analgésicos naturales y generan una sensación de tranquilidad y alegría en el cuerpo. También están vinculadas con la sensación de satisfacción y placer. Así, cuando nos reímos, nuestro organismo produce endorfinas, lo que puede desencadenar un sentimiento de dicha y alivio del dolor.

- **Oxitocina:** la risa también está implicada en la liberación de oxitocina, apodada la «hormona del amor». La oxitocina está relacionada con la empatía, la confianza y la conexión social. Tengamos en cuenta también que, además de con risas, la oxitocina trabaja con los abrazos y es la responsable de crear vínculos entre personas. Y ¿qué puede unir más a dos personas que una sonrisa? Incluso ante un desconocido, una sonrisa puede indicar complicidad ante un problema, aprobación ante un acto, admiración, agradecimiento, etc.

- **Serotonina:** la risa tiene la capacidad de influir en los niveles de serotonina en el cerebro. Este neurotransmisor participa en la regulación del estado de ánimo y las emociones. Un incremento en los niveles de serotonina conlleva un aumento en la sensación de bienestar y felicidad. Por eso, después de unas buenas carcajadas nos sentimos tan bien, aliviados, serenos, felices y en paz.

- **Dopamina:** la risa también logra incrementar la liberación de dopamina. Estamos ante un mensajero químico asociado con la recompensa y el placer. Y así lo sentimos. La risa es placentera e incluso engancha un poco. De hecho, cuanto más nos reímos más fácil es que surja la siguiente carcajada. No hay mejor momento que ese en el que estamos con alguien a quien queremos y empezamos a reírnos por tonterías sin saber al final ni por qué nos reímos. ¡Magia!

- **Cortisol:** el cortisol, u «hormona del estrés», como estudiaremos más adelante, tiene en la risa a uno de sus peores enemigos, ya que logra que sus niveles desciendan y aumente la sensación de calma y relax.

Beneficios divertidos

La risa puede ayudar a reducir el estrés, a mejorar el estado de ánimo, a fortalecer las conexiones sociales y, en general, a promover una sensación general de bienestar. Pero reírse, ya sea con amigos, con nuestra familia o con esa película que tantas veces hemos visto, tiene infinidad de beneficios físicos demostrados.

Pongamos ahora mismo uno en práctica. Busquemos algo que nos haga reír, pidamos que nos cuenten un chiste o que nos enseñen un meme, o recuperemos ese vídeo que siempre nos ha hecho tanta gracia. Al reír, nuestro cuerpo libera tensión emocional, pero también física. Nuestros músculos se relajan y lo notamos de inmediato. Cuando cogemos aire después de la carcajada aumentamos los niveles de oxígeno, lo que repercute en el corazón y también en el resto de las células de nuestro cuerpo. También ayuda a ejercitar los pulmones, reduce la presión arterial y puede mejorar el estado de nuestras defensas. Dicen que las personas felices y positivas enferman menos, y hay algo que es 100% cierto, aunque a la ciencia le queden algunos flecos por cerrar: la risa cura.

De hecho, merece la pena citar la risoterapia. Se trata de una técnica psicoterapéutica que busca generar beneficios mentales y emocionales a través de la risa. Pero no es algo similar a acudir a un espectáculo de monólogos. En absoluto. Generalmente se desarrolla en grupos y el experto va guiando la sesión con un programa concreto y unas actividades de las que hay evidencia que funcionan. Incluso los más reacios a este tipo de actividades terminan aplaudiendo los resultados finales. Sin duda, es una idea divertida para realizar entre amigos o familiares, pero va más allá de pasar un buen rato. Los beneficios se notan durante bastante tiempo.

¿QUÉ NOS PASA CUANDO REÍMOS?

> Liberación de **endorfinas**, que generan una sensación de tranquilidad y alegría en el cuerpo.

> Liberación de **oxitocina**, relacionada con la empatía, la confianza y la conexión social.

> Incremento en los niveles de **serotonina**, que conlleva un aumento en la sensación de bienestar y felicidad.

> Descenso de los niveles de **cortisol**, lo que aumenta esa sensación de calma y relax.

> Incremento en la liberación de **dopamina**, el mensajero químico asociado con la recompensa y el placer.

EL DESCANSO NOCTURNO

Quizás no parezca oportuno que después de habernos reído a carcajadas hablemos de descanso, pero lo cierto es que hay una relación entre la risa y el descanso. Es fácil pensar que la risa actúa como un estimulante, porque en realidad es así, pero lo que mucha gente no sabe es que también actúa como un relajante. De hecho, es uno de los mejores somníferos naturales de los que podemos disponer, ¡y es gratis! Unas carcajadas nos han ayudado a liberar tensiones musculares, también han rebajado nuestro nivel de cortisol y han minimizado el dolor gracias a esa conexión que tienen las endorfinas con los opiáceos. Por lo tanto, si nos fijamos, esas carcajadas nos han ofrecido todos los ingredientes necesarios para conciliar el sueño rápidamente.

Resumo a continuación cómo el descanso en general, pero sobre todo el nocturno en particular, afecta a nuestras hormonas y cuáles son las implicadas en esta nueva sesión:

+ **Melatonina:** la hormona reguladora del ciclo sueño-vigilia (que estudiaremos más adelante) se produce en mayor medida durante la noche, estimulada por la oscuridad. Un sueño adecuado y una higiene del sueño cuidadosa son fundamentales para mantener niveles óptimos de melatonina, lo que contribuye a regular el ritmo circadiano y a mejorar la calidad del sueño.

+ **«Hormona de crecimiento» (GH):** esta hormona es esencial para el crecimiento, como su propio nombre indica, pero también para la reparación de tejidos y la salud en general. Su liberación tiene lugar principalmente en las etapas más profundas del sueño, por lo que la falta de sueño o el sueño fragmentado

> La risa es uno de los mejores somníferos naturales.

pueden incidir negativamente en su producción. Y ¿que suele chinchar a esta hormona para que no trabaje bien? El azúcar. Por eso no es buena idea darle a nuestro hijo un colacao o similar para cenar y, por esta misma razón, no es bueno tomar postres dulces por las noches.

● **Leptina y grelina:** como veremos más adelante, estas dos hormonas desempeñan un papel importante en el control del apetito y la saciedad. La falta de sueño puede desajustar la regulación de leptina y grelina, propiciando un incremento del apetito y la elección de alimentos poco saludables, lo que puede contribuir al aumento de peso. Sí, por eso cuando dormimos mal nos apetece comer cosas menos saludables. Por un lado, creemos que nos lo merecemos después de la mala suerte que hemos tenido por el motivo que nos ha impedido dormir bien, pero realmente son estas hormonas las que andan despistadas tras una noche en vela.

● **Insulina:** el sueño insuficiente también puede perjudicar la sensibilidad a la insulina y elevar el riesgo de resistencia a la insulina y diabetes tipo 2. La insulina regula el metabolismo de la glucosa y resulta crucial en la regulación de los niveles de azúcar en sangre.

● **Serotonina y dopamina:** un sueño adecuado resulta esencial para mantener un equilibrio saludable de neurotransmisores como la serotonina y la dopamina, los cuales desempeñan un rol importante en la regulación del estado de ánimo y la motivación. La falta de sueño puede contribuir a la depresión y a la ansiedad debido a alteraciones en estos neurotransmisores. Por eso, si no descansamos estamos tristes, apáticos y apagados.

● **Cortisol:** un buen descanso ayuda a bajar los niveles de cortisol. Por el contrario, cuando nos privan del sueño (el trabajo, los problemas o la vida misma) se elevan los niveles de «la hormona del estrés» casi de manera automática. Cuando no se descansa lo suficiente, el cuerpo lo interpreta como una señal de estrés, y desencadena una producción excesiva de cortisol. En principio lo hace para poder superar ese sobreesfuerzo con el que no contaba, pero a la larga puede tener repercusiones negativas para la salud (aumento del riesgo de enfermedades cardiovasculares, desequilibrios metabólicos, etc.).

En definitiva, el sueño es vital en multitud de procesos y la falta de sueño crónica o problemas como el insomnio pueden tener efectos adversos en la salud a corto y largo plazo.

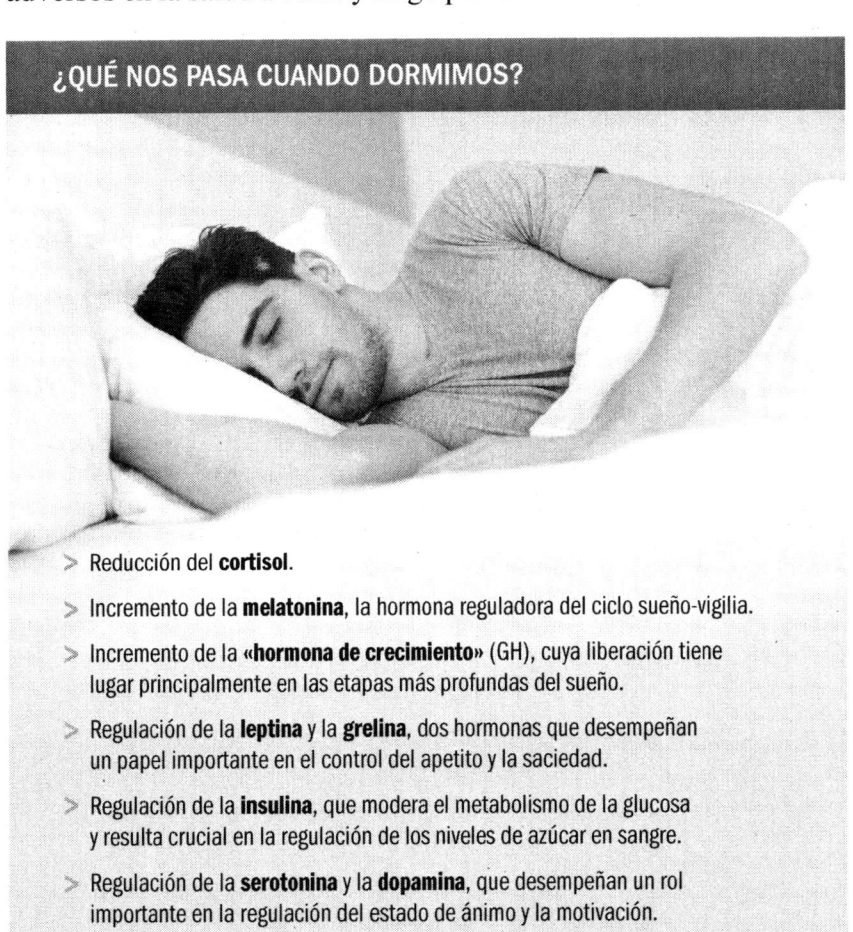

¿QUÉ NOS PASA CUANDO DORMIMOS?

> Reducción del **cortisol**.

> Incremento de la **melatonina**, la hormona reguladora del ciclo sueño-vigilia.

> Incremento de la **«hormona de crecimiento»** (GH), cuya liberación tiene lugar principalmente en las etapas más profundas del sueño.

> Regulación de la **leptina** y la **grelina**, dos hormonas que desempeñan un papel importante en el control del apetito y la saciedad.

> Regulación de la **insulina**, que modera el metabolismo de la glucosa y resulta crucial en la regulación de los niveles de azúcar en sangre.

> Regulación de la **serotonina** y la **dopamina**, que desempeñan un rol importante en la regulación del estado de ánimo y la motivación.

TOMAR EL SOL

Pues sí, nos han salido un poco presumidas estas hormonas y es que los paseos bajo el sol son uno de sus caprichos.

Tomar el sol aporta beneficios a nuestra salud física y mental.

En ocasiones, el exceso de información nos pasa factura y nos confunde. Ahora bien, tomar el sol no equivale a contraer un cáncer, ni muchísimo menos. Tomar el sol aporta beneficios a nuestra salud física y mental. El problema llega, como siempre, con el exceso o con algunos hábitos mal entendidos. Por ejemplo, tomar el sol en primavera durante unos minutos sin protección no es malo, sino todo lo contrario, es necesario. Debido a esa obsesión por protegernos y huir de la luz solar, hemos generado un problema importante: el déficit de vitamina D. Esto era algo habitual en países nórdicos, en los que el sol en invierno prácticamente desaparece. Pero ¿cómo puede ser que esto sea ya algo normal en España o en muchos países de Hispanoamérica? Algo estamos haciendo mal.

Esta vitamina, que llega a nuestro organismo gracias al sol (también por la alimentación, pero en cantidades que no son suficientes), es imprescindible para muchos procesos. La vitamina D está involucrada en el funcionamiento del sistema inmune y también es responsable de la calidad ósea, y un déficit de esta vitamina puede derivar en osteoporosis.

Rayos de felicidad y de amor

A la hora de hablar de salud mental, la luz solar también es importante, tanto que la fototerapia lleva años siendo objeto de estudio y cada día son más las utilidades que se le da.

En 2009, la revista *The Lancet* publicó un artículo con los resultados de un estudio llevado a cabo en el Baker Research Institute de Melbourne (Australia) en el que se investigó el papel de la luz solar en los cambios de los estados de ánimo debido a la influencia que tiene en los neurotransmisores.

Este trabajo hacía referencia a la eficacia de la fototerapia (una terapia a base de luz ultravioleta para estimular la actividad de los neurotransmisores cerebrales) y proponía su uso junto a los fármacos que evitan la recaptación del neurotransmisor serotonina (de los que ya hemos hablado) para combatir la depresión estacional o estados leves.

En este ensayo se analizó la presencia de serotonina en sangre de 101 hombres sanos y las conclusiones fueron aplastantes. Había una mayor concentración de serotonina en los meses con presencia de sol, mientras que en invierno la concentración era mínima.

Ante estos datos nadie podrá rebatir el hecho de que los días de lluvia son tristes y los luminosos días largos animan a ser más positivo. Y no es algo subjetivo, es ciencia.

Aquí va otro argumento. Después de presentarse este artículo, la revista *British Medical Journal* publicó unas declaraciones de Mayer Hillman, profesor emérito de la Universidad de Westminster (Reino Unido), en las que afirmaba que «los estudios muestran que la gente es más feliz, más enérgica y menos propensa a enfermar en los días largos y luminosos de verano, mientras que su humor tiende a rebajarse — y los estados de ansiedad y depresión, a intensificarse— durante los días más cortos y grises del invierno».

Definitivamente, en verano somos más felices (y no solo por las vacaciones) y también más propensos a enamorarnos. No hay verano que se recuerde con mayor felicidad que aquel que incluye un amor. Sin duda, la suma perfecta.

Esto no es fruto de un empacho de películas juveniles, también lo afirma la ciencia con varios estudios que respaldan esa relación de sol y pasión. La revista *Clinical Endocrinology* publicó el resultado de una investigación llevada a cabo por la Universidad Médica de Graz, en Austria, en la que relacionaban la vitamina D y la testosterona. Es decir, el poder del sol y la libido. A mayor cantidad de vitamina D en los hombres estudiados, mayor cantidad de testosterona. El pico, tanto de vitamina D como de testosterona, se producía en el mes de agosto, y los niveles más bajos aparecían en marzo.

Con estos datos también se demuestra otro aspecto de los humanos: lo impredecibles que podemos llegar a ser. Porque el resultado de la ecuación vacaciones + tiempo libre + sol + testosterona altísima + gente bronceada y de buen humor debería ser igual a un aumento de la natalidad nueve meses después. Pues no, la fecha más común para nacer es el 16 de septiembre, lo que significa que se conciben más personas en invierno. En fin, que los amores de verano siempre se quedan en eso, en el verano.

Uno de los últimos hallazgos sobre la relación entre los rayos solares y la testosterona proviene de la Universidad de Tel Aviv (Israel). En esta ocasión, se publicó un estudio en la revista *Cell Reports* que concluyó que una mayor exposición a la luz solar libera niveles más altos de hormonas sexuales, lo que incrementa la pasión y el deseo sexual. La novedad de este estudio es que se realizó tanto con hombres como con mujeres. Con todo, se logró identificar el primer eslabón en la cadena de procesos biológicos que causa el fenómeno, una proteína reparadora del ADN en la piel conocida como p53, dado que uno de los objetivos de este estudio era saber cómo se puede utilizar la fototerapia para tratar problemas relacionados con las hormonas sexuales.

Resumo aquí las hormonas implicadas cuando tomamos el sol (siempre poco rato y a horas poco intensas):

- **Serotonina:** la exposición solar ayuda a liberar una mayor cantidad de esta hormona de la felicidad, motivo por el que esa actividad nos resulta tan placentera y cualquier pequeño gesto tiene un mayor efecto positivo.

- **Testosterona:** esta hormona, encargada del apetito sexual y que estudiaremos más adelante, se ve también muy beneficiada.

Melatonina: esta hormona regula los ritmos circadianos. Así, durante el día nos sentimos enérgicos y es al caer el sol cuando empezamos a producir la melatonina que nos prepara para el sueño. De igual manera, cuando el sol vuelve al amanecer, la melatonina cae y nos despertamos.

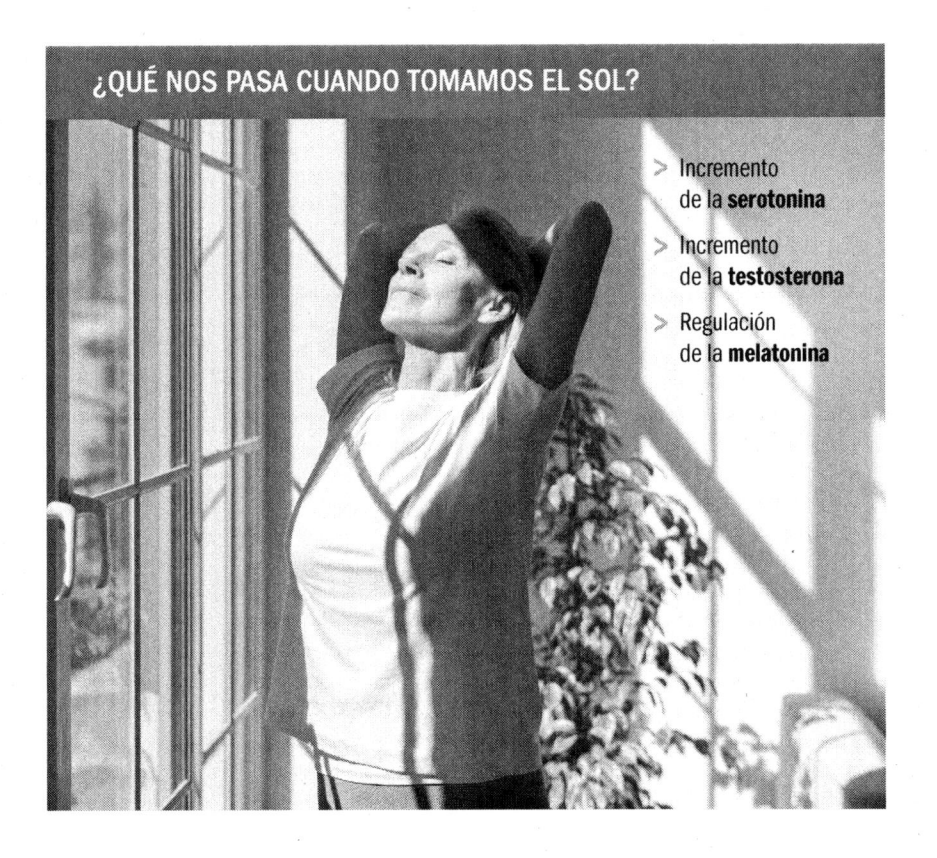

¿QUÉ NOS PASA CUANDO TOMAMOS EL SOL?

> Incremento
de la **serotonina**

> Incremento
de la **testosterona**

> Regulación
de la **melatonina**

EL DEPORTE

El deporte nos aporta tantos beneficios que siempre hay un motivo para ponerse ropa cómoda y mover el esqueleto. Durante mucho tiempo lo hemos asociado a la pérdida de peso o a tener un cuerpo de revista, pero el deporte nos aporta mucho más que todo eso. Es importante para fortalecer músculos que luego sean capaces de soportar los huesos, ayuda a que el corazón esté en forma, a regular los niveles de azúcar en sangre, a oxigenar el organismo e incluso a que nuestro cerebro descanse.

Si hay algo que todos queremos y soñamos, sin importar el sexo, la clase social, el lugar del mundo donde vivamos o lo que tengamos en ese momento, es salud. Y si existe un consejo universal que nos ayude a conseguir este objetivo, ese es el de «haz deporte». Esto vale tanto para prevenir infinidad de enfermedades mentales y físicas como para superar otras tantas.

La vida sedentaria es el gran pecado de nuestra sociedad y fuente de muchos de los problemas a los que nos enfrentamos, sobre todo al cumplir una edad (y esta no tiene que ser muy avanzada, en absoluto). Dolores de espalda por permanecer muchas horas sentados en la misma postura, una mayor tasa de obesidad con todo lo que ello implica (más diabetes, colesterol, hipertensión), un aumento de problemas visuales debido a un uso excesivo de pantallas e incluso depresión y ansiedad por una disminución del tiempo que pasamos al aire libre.

Esta información resume la situación actual y es el germen de muchísimos problemas de salud, con lo que ya he vuelto a hacer hincapié en la importancia del ejercicio físico. Y ¡ojo!, que no me refiero solo a ir a un gimnasio o a correr maratones. Aquí se incluye desde un pequeño paseo diario hasta niveles más avanzados. Lo que cuenta es moverse, salir del sofá, oxigenarse, quitarles las telarañas a nuestros músculos y engrasar de nuevo las articulaciones. Cada uno debe encontrar cuál es el nivel exacto de ejercicio que necesita para poder absorber todos los beneficios y no llegar a los aspectos negativos de un sobreesfuerzo.

Resumo aquí las hormonas implicadas cuando hacemos ejercicio, aunque en la última parte del libro dedicaremos un capítulo entero a la relación entre el deporte, la felicidad y el bienestar:

+ **Endorfinas:** cuando hacemos ejercicio, sobre todo cardio, el cuerpo se tiene que adaptar a esta situación. Los músculos requieren más energía y oxígeno, lo que provoca que el corazón tenga que bombear más fuerte para abastecer a las necesidades de los órganos, los pulmones se expanden para que entre más aire, se modifica la temperatura corporal y empezamos a sudar. Todo esto también provoca reacciones químicas en el cerebro, entre ellas, la liberación de endorfinas. Esto ocurre al poco tiempo de empezar el ejercicio y la sensación se alarga tras terminar el ejercicio, al igual que los diferentes órganos se toman su tiempo para volver a la normalidad.

La liberación de endorfinas de forma masiva se traduce en una sensación de bienestar. De hecho, muchos estudios documentan esta sensación como la «euforia del corredor», ya que después de un ejercicio aeróbico como es el *running*, es habitual sentirse pletórico, entusiasmado, y se ve la vida desde un prisma muy positivo. Por un lado, esto se debe a que la composición química de las endorfinas está bastante emparentada con los opiáceos, una droga que reduce el dolor y aumenta el bienestar. También, y al igual que el opio, el deporte engancha, aunque en este sentido los efectos secundarios no son tan adversos (si bien todo en exceso no es bueno).

+ **Serotonina:** en el mundo de las hormonas todo está unido con un pequeño hilo y un movimiento genera otro. En este caso, esa liberación de endorfinas pone a trabajar también a su compañera la serotonina, lo que aumenta esa sensación de euforia y felicidad, aunque nos duelan hasta las pestañas del esfuerzo que hemos realizado. Así, con una buena sesión de ejercicio hemos «obligado» a nuestro cuerpo a sentirse mejor y a que nos mande la señal de que somos felices. Esta forma de «manipular» nuestro cerebro la explica muy bien Jack Lawson, autor de *Endorfinas. La droga de la felicidad.*[10] Tras leer su *best seller* tenemos claro que podemos gobernar algunos de estos procesos químicos aprendiendo a utilizarlos de acuerdo con nuestras necesidades.

- **Testosterona:** los niveles de testosterona aumentan cuando realizamos un esfuerzo. Para hacer frente a esa demanda de nuestro cuerpo, esta hormona logra subir un nivel nuestro metabolismo para así conseguir más energía. La testosterona ayuda a que tengamos más masa muscular e incluso a restaurar la dañada, y también aumenta nuestra agresividad, que se traduce en ser más competitivo, en estar más seguros de nosotros mismos e incluso a ser más activos (las mujeres también liberan testosterona cuando hacen deporte, pero siempre dentro de sus niveles).

- **Hormona del crecimiento:** esta hormona entra en acción cuando realizamos esfuerzos cortos, pero muy intensos. Esto no quiere decir que si nos ponemos a levantar todo lo que encontremos en casa empecemos a crecer unos centímetros más; la cosa no va por ahí. Lo que logra esta hormona es el aumento de masa muscular y la creación de cartílagos presentes en las articulaciones, además de favorecer la síntesis de colágeno. Sí, el mismo colágeno que está incluido como ingrediente de muchas cremas en cosmética.

> La hormona del crecimiento aumenta la masa muscular y la creación de cartílagos presentes en las articulaciones, además de favorecer la síntesis de colágeno.

- **Adrenalina:** también conocida como epinefrina, está muy asociada al peligro. Es la hormona que nos pone alerta, la que aparece, en momentos de alarma o de amenaza. Cuando esta aparece es como si varios órganos de nuestro cuerpo hiciesen «clic» y se activase el modo «supervivencia». Resumiendo, la adrenalina logra que las pupilas se dilaten con el objetivo de que nuestros ojos reciban más luz y seamos capaces de aumentar nuestra visibilidad. Aumenta la presión sanguínea y el sistema circulatorio se centra en atender a los órganos vitales, es decir, los que necesitamos para correr y actuar. Así, la digestión, por ejemplo, pasa a un segundo plano. Para lograr más energía, aumenta el metabolismo, con todo lo que ello conlleva, como ya hemos visto. Eso sí, todos estos cambios tienen una duración determinada que nunca supera unos pocos minutos. Un exceso de adrenalina nos mataría, pero en su justa medida despierta esa sensación de euforia tan característica de las emociones fuertes.

- **Insulina:** esta es una de las hormonas que más relación directa tiene con el deporte. La insulina se segrega en el páncreas y lo hace cuando hay azúcar en sangre para transformarla en energía. Y aquí hago un inciso para aclarar que todo lo que ingerimos tiene azúcar, menos la grasa. La fruta, la carne, las verduras, la leche, todo tiene azúcar en mayor o menor medida. Así que, en cuanto comemos algo, el páncreas se pone a trabajar. Pero cuando realizamos un ejercicio (correr, levantar pesas o pasar la aspiradora) se favorece el paso de glucosa desde la sangre al músculo sin necesidad de insulina, es decir, sin que el páncreas se dé una panzada de trabajar. Y esto es importante porque los continuos sobreesfuerzos del páncreas terminan pasándole factura, y si este no funciona correctamente aparece la temida diabetes.

- **Cortisol:** la práctica de ejercicio es ideal para bajar la hormona del estrés. Sin embargo, hay que ir con cuidado de no caer en un sobreesfuerzo, ya que entonces sí podría aparecer. Un entrenamiento intenso y prolongado pone a nuestro organismo al límite y por eso empieza a generar demasiado cortisol.

INSULINA:
durante el ejercicio nuestro cuerpo quema más azúcar para lograr energía, por lo que la insulina desciende.

ENDORFINAS:
su liberación se produce al poco tiempo de empezar el ejercicio y la sensación se alarga tras terminar.

CORTISOL:
el ejercicio pone a raya a la hormona del estrés.

SEROTONINA:
la liberación de endorfinas pone a trabajar también a la serotonina, que aumenta la sensación de euforia y felicidad.

ADRENALINA:
antes del ejercicio, al iniciarlo o una vez terminado, la adrenalina es responsable de la sensación de bienestar.

TESTOSTERONA:
aumenta nuestra agresividad para la competitividad, seguridad y estar más activo.

¿QUÉ NOS PASA CUANDO HACEMOS DEPORTE?

LA VIDA SOCIAL

La importancia de las relaciones sociales va más allá de tener alguien con quien quedar un fin de semana o a quien contarle nuestros problemas. Hablar con otra persona nos aporta un buen puñado de beneficios que abarcan desde una mejora en la capacidad cognitiva hasta trabajar la memoria o permitir un crecimiento personal (sobre todo si nuestro círculo es amplio y variado).

Estas relaciones también tienen un impacto en el funcionamiento de las hormonas y, por lo tanto, en el correcto funcionamiento de nuestro bienestar emocional. Hablar con otra persona, escuchar su historia, pasear a su lado o tener un contacto físico con ella, desencadena en nuestro organismo una serie de respuestas químicas en las que hormonas y neurotransmisores son protagonistas esenciales.

Cuando estamos con una persona que nos resulta agradable o atractiva (y todo de lo que voy a hablar ahora no solo hay que ubicarlo en el plano sexual) liberamos unas 250 sustancias químicas. De ahí esa frase tan bien exportada de lo científico a lo cotidiano que dice que en una relación «hay química».

Al igual que en otros procesos, todo empieza con un estímulo que llega a nuestro cerebro (vía ocular por que vemos a la persona, auditiva porque reconocemos su voz o incluso olfativa). Es entonces cuando el córtex cerebral da la orden que desencadena una serie de procesos complejos que incluso llegan a solaparse unos con otros. Por ejemplo, cuando vemos a la persona que nos gusta y sentimos emoción, miedo, vergüenza, ansiedad, ilusión, alegría… Otras veces, cuando llegamos a casa y nuestra pareja está como el resto de los días del año, no sentimos esa mezcla de emociones. Y ¡menos mal!

Toda esa información pasa al sistema endocrino, que la trasforma en respuestas fisiológicas. Por ejemplo, si vemos a la persona que

> **Cuando estamos con una persona que nos resulta agradable o atractiva liberamos unas 250 sustancias químicas.**

nos gusta, nuestras hormonas se revolucionan y queremos besarla, pero si ella no lo sabe nos sentimos inseguros y nos asalta el cortisol. En fin, los guionistas de esas películas románticas que todos hemos visto tienen a las hormonas sentadas junto a ellos.

Y todo eso es lo que llamamos «la bioquímica del amor». Todas las relaciones empiezan con un proceso químico, incluso el amor de una madre por un hijo, ya que cuando lo conoce está hasta arriba de oxitocina.

Pero una cosa es que las relaciones comiencen con una chispa de química y otra que continúen así eternamente. Siempre, en todas, hay que superar ese nivel para afianzarlas, hasta llegar a unas relaciones más maduras y sólidas. Aquí ya entra en juego la razón, la experiencia, las circunstancias personales, etc. Por eso decimos que hay diferentes fases en el amor, desde la del enamoramiento loco, en la que prima el deseo sexual debido a la liberación constante de hormonas, hasta otros niveles en los que lo importante no está tan condicionado por ellas y sí por otros ingredientes.

Y ¿qué hormonas están presentes en las relaciones? La primera es la oxitocina, «la hormona del amor», que se activa con una simple caricia o un abrazo y que crea vínculos y nos hace sentir queridos, confiados y positivos. De hecho, se han hecho varios estudios (algunos con animales) en los que se demuestra que los receptores de la oxitocina son los responsables de que tengamos relaciones monógamas. Todavía queda por definir, pero es una hipótesis muy interesante.

El contacto físico es uno de los estímulos que pone en marcha este proceso, pero no el único. Una conversación con un amigo también tiene una respuesta del sistema endocrino y, en este caso, la serotonina es la que empieza a correr por nuestro torrente sanguíneo. Para ello solo hay un requisito: que se trate de una conversación en la que haya una escucha activa, en la que nos involucremos y se despierte cierta empatía.

Estos procesos no son iguales en todas las personas. Cada uno de nosotros somos un mundo. De la misma forma, hay muchas diferencias entre hombres y mujeres. Por ejemplo, el efecto de verbalizar un problema o preocupación es mucho más liberador en las mujeres que en los hombres, y en esto están muy presentes las hormonas. Así, para las mujeres, una tarde con amigas hablando sin parar es una verdadera terapia, al igual que para los hombres puede serlo una tarde jugando al fútbol y derrochando testosterona. No es una imposición social o unos roles que se han adoptado por un sistema determinado, es bioquímica pura y dura.

En este cóctel químico que recorre nuestro organismo, la oxitocina y la serotonina son esenciales, pero no son las únicas que nos ayudan a sentirnos bien en compañía de otras personas, también están implicadas la dopamina y la adrenalina (y todas las de su familia). En definitiva, todo el «grupito de amigas» que siempre se juntan para hacernos sentir de maravilla.

Cultivar relaciones sanas

Existe un interesantísimo estudio realizado por la Universidad de Harvard en el que se ha estado estudiando la vida de más de 700 personas durante 70 años. Sin duda, la investigación más larga sobre la vida adulta jamás realizada. El estudio, dirigido actualmente por Robert Waldinger (el cuarto director del proyecto), consistió en establecer dos grupos de estudio: uno con miembros de la Universidad de Harvard y otro con miembros de las clases más desfavorecidas de la ciudad de Boston. A lo largo de todos esos años, se les fue planteando anualmente a todos y cada uno de los participantes una serie de preguntas relacionadas con su salud, con su trabajo, con su vida familiar, etc.

Los resultados del estudio, brillantemente expuestos por su actual director en una TED Talk muy recomendable, son los siguientes:

1. Las buenas relaciones nos hacen más felices y saludables (sin importar nuestra condición social o riqueza).
2. La longevidad va relacionada con la calidad de nuestras relaciones más cercanas.
3. Las buenas relaciones protegen tanto al cuerpo en general como, sobre todo, a nuestro cerebro.

Escanea este QR para ver la Ted Talk de Robert Waldinger:

Cultivar las relaciones sanas, ya sea en pareja, en familia o en sociedad, es sin duda un potenciador de todas las hormonas de la felicidad, seguramente en un grado variable dependiendo de cada persona. Que exista un estudio tan riguroso y extenso en el tiempo lo avala al cien por cien. El mensaje es claro: «La buena vida se construye con buenas relaciones», o sea, hay que cuidar de ellas y alejarnos de las relaciones tóxicas o que no nos aportan paz.

Resumo a continuación las hormonas implicadas cuando nos relacionamos de forma sana con nuestros amigos o familiares:

+ **Serotonina:** las relaciones sociales sanas pueden aumentar los niveles de serotonina, lo que puede contribuir a una sensación de bienestar, felicidad y también paz.

+ **Oxitocina:** los abrazos son conocidos por aumentar la liberación de la también llamada «hormona del abrazo». Los abrazos, especialmente los largos y cálidos, pueden aumentar los niveles de oxitocina en el cerebro, lo que puede generar una sensación de cercanía y apego con la persona que abrazamos.

+ Dopamina: los abrazos y la interacción social también pueden aumentar la liberación de dopamina en el cerebro, un neurotransmisor asociado con la recompensa y el placer.

+ Endorfinas: socializar, estar en contacto con amigos y familiares (siempre de forma sana), es sin duda una forma muy efectiva de liberar endorfinas.

– Cortisol: el contacto físico y la cercanía emocional que se experimenta durante las interacciones sociales sanas y amables pueden tener un efecto calmante en el sistema nervioso, lo que reduce la producción de la hormona del estrés.

¿QUÉ NOS PASA CUANDO SOCIALIZAMOS?

> Los abrazos largos y cálidos pueden aumentar los niveles de **oxitocina** en el cerebro.

> La interacción social también aumenta la liberación de **dopamina** en el cerebro.

> Las relaciones sociales sanas aumentan los niveles de **serotonina**, y con ello la sensación de bienestar y paz.

> Mantener buenas relaciones también libera **endorfinas**.

> El contacto físico y la cercanía emocional pueden tener un efecto calmante en el sistema nervioso, lo que **reduce la producción de la hormona del estrés**.

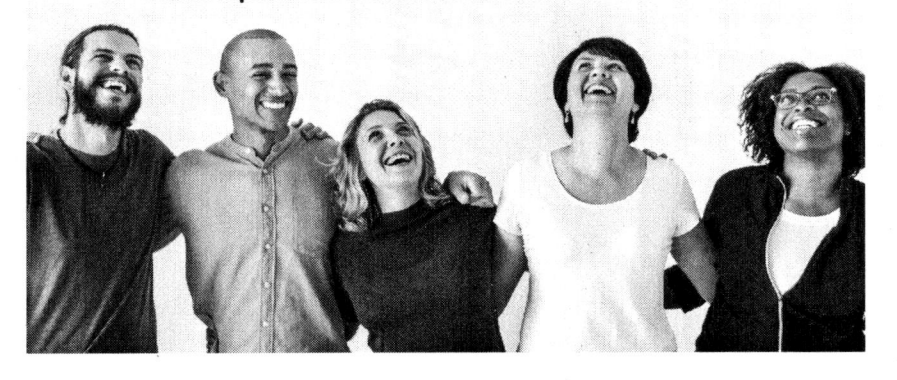

PARTE III

Otras hormonas importantes que debes conocer

CAPÍTULO 8

El cortisol, ¿por qué nadie la quiere?

E N LOS ÚLTIMOS AÑOS SE HA HABLADO y se ha escrito mucho sobre la hormona que está considerada la gran enemiga de nuestro bienestar, el cortisol, así como se han llevado a cabo estudios más precisos sobre ella. Nadie la quiere, sobre todo desde que se le colgó el cartel de «hormona del estrés». Gracias a este interés por parte de toda la comunidad científica, hoy no solo sabemos mucho más sobre esta hormona que actúa como neurotransmisor, sino también sobre los procesos que desencadena y cómo se puede regular.

El cortisol se produce en las glándulas suprarrenales, que están situadas en la parte superior de cada riñón y que se ponen a trabajar cuando reciben la orden del hipotálamo. Una de las particularidades del cortisol es que su acción repercute en prácticamente todos los órganos y tejidos de nuestro cuerpo.

Conocemos solo la parte negativa del cortisol, y esto no es justo, dado que también interviene en diferentes funciones que se llevan a cabo en nuestro organismo y en muchas de ellas (por no decir todas) el cortisol es vital para su correcto funcionamiento. Vamos con un repaso rápido de las más importantes:

> Conocemos solo la parte negativa del cortisol, y esto no es justo.

- **Controla nuestro ciclo de sueño y vigilia.** Siempre se cree que son otras hormonas las que interfieren en el sueño, como por ejemplo la melatonina, pero el papel del cortisol es crucial. Sus niveles son cíclicos, y alcanzan su máximo cuando nos despertamos. A medida que avanza el día van decayendo, motivo por el cual por la mañana estamos más activos y al llegar la noche nos entra sueño. ¿Qué ocurre cuando los niveles de cortisol no son los correctos? Pues que aparecen trastornos del sueño.
- **Metabolismo.** Seguimos con uno de los platos fuertes y que suele despertar más interés. El metabolismo, cuya definición suele reducirse a esa ventaja que tienen algunas personas que pueden comer lo que quieran sin engordar y lo explican diciendo que su metabolismo es rápido, es, en realidad, un conjunto de reacciones químicas por las cuales el organismo transforma los nutrientes en energía. Unos niveles altos de cortisol repercuten en este trabajo y perjudican la absorción de grasas y carbohidratos, lo que provoca un aumento de peso. En este caso, suelen focalizarse en unas partes determinadas del cuerpo, con el abdomen como primero de la lista.
- **Regula los niveles de azúcar en sangre.** El trabajo del cortisol interfiere directamente en el de la insulina, hormona que libera el páncreas ante la presencia de glucosa en sangre. Gracias a la insulina, las células pueden utilizar esa glucosa y transformarla en energía. Cuando el cortisol es elevado, el organismo empieza a sacar glucosa de cualquier reserva, como las proteínas, para aumentar la energía. Ante tanta glucosa, el páncreas se expone a un sobreesfuerzo, lo que puede derivar en diabetes tipo II.

Hay muchos procesos más en los que el cortisol interviene de forma directa, pero con estos ejemplos ya queda claro que se trata de una hormona necesaria, aunque en su justa medida.

Una hormona necesaria (pero sin pasarse)

Al igual que el miedo, del que tanto hemos hablado, el cortisol nos salva la vida a diario. Nos ayuda a actuar frente a situaciones de peligro, nos obliga a ser sensatos, a concentrarnos en un problema y nos ofrece la energía necesaria para actuar. Podríamos decir que el cortisol es la «hormona de la concentración», ya que se libera en grandes cantidades cuando nos enfrentamos a un problema y, gracias a ella, ponemos el foco en ese asunto y la atención no se desvía. A veces se dice que se «trabaja mejor bajo presión». Ese empujón lo da precisamente el cortisol al notar las cosquillas de la presión.

El cortisol es una respuesta natural y necesaria de nuestro cuerpo. El problema aparece no solo cuando hay un exceso, sino también cuando este se alarga en el tiempo. Es decir, es normal que las alarmas salten y nos pongamos en tensión por un hecho en concreto, pero no podemos estar en situación de alarma constantemente.

Marian Rojas Estapé, una de mis máximas referentes en el campo del estudio de la influencia de las hormonas en nuestro comportamiento, escribe en su libro *Cómo hacer que te pasen cosas buenas*,[11] que ese estado de alarma o alerta que nos pone en tensión y dispara nuestro cortisol tiene lugar cuando nos enfrentamos a un peligro o a una mala noticia, pero también cuando lo imaginamos. Es decir, nuestro organismo se intoxica de cortisol cuando nos despiden del trabajo y cuando nosotros nos imaginamos que nos despiden; cuando nos ponemos enfermos y nos dan un diagnóstico complicado, o cuando nos imaginamos que lo que nos ocurre es algo grave. Y así un millón y medio de ejemplos más. Ahora bien, lo más curioso de este tema es que el 92,4% de lo que pensamos que nos va a ocurrir nunca acontece. Por eso, Rojas Estapé insiste tanto en aprender a eliminar todos esos pensamientos negativos, ya que estas nubes negras no solo nos tapan el sol y las cosas buenas de la vida, sino que también nos dañan físicamente, nos intoxican de cortisol.

El problema del cortisol es que no siempre es visible. Es fácil creer que ese estado de alerta del que hablamos es igual, o similar, a un ataque de ansiedad. Pero cuando el cortisol está alto en un largo período de tiempo no hay taquicardias, ni se nos acelera el corazón, ni sudamos más. Cuando los niveles son altos, pero estables a largo plazo, los síntomas son otros.

El problema del cortisol es que no siempre es visible.

Aquí van siete señales que nuestro cuerpo nos manda cuando el cortisol está demasiado alto durante demasiado tiempo, es decir, cuando es algo crónico:

- **Siempre estamos cansados.** Da igual la hora o el día, si hemos dormido mucho o poco. Esa sensación de agotamiento nos acompaña durante todo el día y no hay siesta ni café que nos devuelva la energía que teníamos.

- **Nos cuesta descansar.** A pesar de estar cansados, tardamos mucho en caer dormidos o nos despertamos a medianoche y nos cuesta volver a dormir. Si esto ocurre entre las 3 y las 4 de la mañana, es el cortisol.

- **Problemas digestivos.** No hablamos solo de la digestión, sino también de la absorción de nutrientes, lo que puede llegar a ser mucho más peligroso de lo que uno pueda pensar. Uno de los trastornos más frecuentes es pasar de un fuerte estreñimiento a fases de diarrea sin que haya habido cambios en la alimentación. Los gases, las digestiones pesadas o incluso la aparición de algunas intolerancias son otros problemas que suelen darse y para los que los médicos tardan en encontrar una respuesta.

- **Deseo de comida poco saludable**, con los dulces y otros alimentos ultraprocesados a la cabeza. Este anhelo de nuestro organismo vinculado al cortisol está muy relacionado con la dopamina, esa molécula tan vinculada con el placer y las recompensas. Como hemos visto en el capítulo 6, la dopamina se genera ya en el momento en el que pensamos que algo placentero está por llegar. Esa recompensa que logra apagar el hambre emocional producto del estrés nos hace sentir bien. Y a la dopamina le gusta mucho la sal, la grasa y el azúcar. Por cierto, la tarta de queso es un alimento que tiene grasa y azúcar en partes iguales y por eso suele ser el antídoto perfecto ante cualquier mal momento.

- **Carácter más irascible.** Que las hormonas condicionan nuestro carácter es algo de lo que ya no queda duda a estas alturas del libro. Y que el exceso de cortisol no iba a traer nada bueno creo que era fácil de adivinar. Y así es. El cortisol en abundancia provoca cierta irritabilidad, es decir, saltamos a la mínima en algunas situaciones. Son habituales los cambios de humor, los ataques de cólera y la sensación profunda de tristeza.
- **Bloqueo.** Hemos dicho que esta hormona nos ayuda a concentrarnos y a superar esos picos de estrés, pero cuando esto se alarga en el tiempo, el efecto rebote es grande. Así pues, es normal sufrir bloqueos mentales, quedarse en blanco u olvidar cosas básicas. Todos nos hemos preguntado alguna vez: «¿a qué venía yo a la cocina?», y como esas, unas cuantas al día.
- **Bajo deseo sexual.** O la libido por los suelos. Ya hemos visto que las hormonas interactúan entre sí, se condicionan y se anulan. Que a veces se llevan bien y se complementan y que en otras circunstancias se fastidian entre sí. Pues eso ocurre con el deseo sexual y el cortisol.

En casos extremos, esto tiene un nombre, el síndrome de Cushing, y puede acarrear graves consecuencias. Por eso, hay que tomar medidas lo antes posible. Además de exponer al organismo a niveles de cortisol muy altos durante un largo período de tiempo, este síndrome también se puede dar debido al consumo de un grupo de medicamentos llamados *glucocorticoides*. El primer síntoma suele ser físico y algo llamativo, ya que aparece una especie de joroba o protuberancia justo donde el cuello da paso a la espalda. También es habitual apreciar como personas aparentemente delgadas muestran un abdomen muy hinchado, como si solo les engordase la parte central del cuerpo. Además, se pueden apreciar estrías en la piel, sobre todo en las mejillas. Pero sus efectos no solo se aprecian por fuera, sino que también se produce un aumento de la presión arterial y puede provocar pérdida ósea.

El cóctel del estrés: cortisol + adrenalina

La adrenalina, también conocida como *epinefrina* por su denominación común internacional, es una hormona y un neurotransmisor. Pertenece al grupo de las catecolaminas, formado por todas aquellas hormonas que preparan al organismo para reaccionar ante una situación de estrés y miedo. La adrenalina parte del mismo lugar que el cortisol, las glándulas suprarrenales, y sus efectos también se aprecian en varios órganos de nuestro organismo, pero con consecuencias diferentes.

Podemos decir que la adrenalina es la primera que aparece, la que va directa a los órganos importantes para entrar en modo alerta (aumenta la frecuencia cardíaca, contrae los vasos sanguíneos, dilata las vías respiratorias). Después entra en juego el cortisol, que se centra en encontrar una solución.

Adrenalina y cortisol siempre van de la mano en momentos de estrés y ambas son perjudiciales en exceso. Eso sí, los picos de adrenalina pueden llegar a ser beneficiosos para nuestro organismo, sobre todo los que se obtienen cuando realizamos deporte o en situaciones de estrés moderado, ese que puede llegarse a vincular con el placer que supone una competición, una montaña rusa o una acción de riesgo como conducir a gran velocidad.

> **Adrenalina y cortisol siempre van de la mano en momentos de estrés y, en exceso, ambas son perjudiciales.**

Ahora bien, ¿por qué la adrenalina tiene buena fama y el cortisol no? Por una razón muy básica. Después de ese pico de adrenalina llega una sensación de placer. Y aquí entra una vieja amiga, la dopamina. La adrenalina estimula la producción de dopamina, la que ya sabemos que presume de ser «la hormona del placer». Ella es la responsable de esa felicidad, de esa excitación y de esa sensación de euforia.

El problema de que la dopamina haya entrado en juego es que también lo hace ese factor «enganche». Por eso los deportes de riesgo y las emociones fuertes crean esa dependencia. Eso sí, cada persona tiene un umbral diferente, a unos les vale un viaje en una montaña rusa para sentir ese «subidón» y a otros, tirarse en paracaídas.

Un último apunte sobre la adrenalina. Esta hormona trabaja de forma activa en el modo en el que almacenamos los recuerdos. Por eso, cuando sentimos una emoción fuerte solemos recordarlo más tiempo. Además, este tipo de información a la que nuestro cerebro puede echar mano está muy relacionada con los mecanismos que alejan la depresión. Una dosis moderada de adrenalina puede ayudarnos a mantener lejos la tristeza y darnos un chute de alegría.

Cuando hay un exceso de cortisol

Volvemos al cortisol y al estrés. Ya hemos visto como las emociones tienen un componente físico, una razón biológica. Sabemos que lo que sentimos no solo es subjetivo, también hay una parte tangible y medible. En el caso del estrés prolongado y su correspondiente intoxicación de cortisol, podemos verlo reflejado en un área concreta del cerebro, la amígdala, que está involucrada en la forma de sentir las emociones. La amígdala decide si le gusta o no cada estímulo que recibimos y le comunica al resto del cerebro la decisión para que actúe en consecuencia.

En el cerebro, podemos decir que la corteza prefrontal es la jefa. Es ella la que decide qué se hace de acuerdo con la información que ha mandado la amígdala junto con otras partes del cerebro. Ella reúne toda la información, que a su vez ha pasado por varios filtros (como la experiencia previa, el conocimiento, otras sensaciones conjuntas) y toma las decisiones que cree más correctas en ese momento.

¿Qué pasa cuando el cortisol lleva mucho tiempo alto en nuestro organismo? Que esa amígdala sufre hipertrofia (que aumenta su tamaño) y también está hiperactiva y produce más descargas eléctricas. Este tema lo explicó de maravilla Nazareth Castellanos. En su exposición en el TEDx de Tarragona, la neurocientífica relató cómo y por qué la amígdala engorda y lo que esto supone.

Recordemos que otra función de la amígdala es detectar peligros, cosas que no le gustan y las considera peligrosas. Es en esas situaciones cuando hace sonar todas las alarmas, se salta todos los protocolos establecidos en nuestro cerebro y accede directamente a la corteza frontal. Es un «quita, que de esto me encargo yo» en toda regla.

Cuando vivimos en un estado de alerta constante, que es lo que ocurre cuando nuestro cortisol está por las nubes, la amígdala lleva el mando, y esto es bueno en situaciones de peligro muy concretas, pero no siempre. Además, cada vez verá más señales de alarma, bajará su umbral y lo que antes era un simple «ten cuidado», ahora es un «peligro máximo». Y así no se puede vivir, ni la amígdala, ni la corteza frontal, ni nuestro corazón.

¿Cómo lo regulamos para que la amígdala se calme y todo vuelva a su sitio y a su tamaño? Pues Castellanos lo tiene claro: con meditación. Con solo cinco días de meditación o *mindfulness* (pensamiento consciente) se empiezan a notar cambios en la estructura del celebro.

De esto saben mucho en la Asociación Española de Fisioterapia y Mindfulness, quienes confirman que «la neurociencia de la meditación es una disciplina que se enfoca en estudiar cómo la práctica de la atención plena afecta a nuestro cerebro y a nuestra mente. Desde hace poco tiempo, los investigadores han descubierto que los cambios neuronales comienzan a manifestarse en muy poco tiempo luego de comenzar con la práctica de *mindfulness*, y que estos cambios pueden tener un impacto positivo en nuestra salud mental y en el bienestar en general».[12]

Como han demostrado varios estudios y destacan desde la citada asociación, la conexión entre la amígdala y la corteza prefrontal pasa de estar negativamente correlacionada (lo que es típico en personas con poca regulación emocional) a estar positivamente correlacionada (mayor conexión, más regulación emocional). Este cambio en la red frontolímbica está relacionado con una mejora en los síntomas psicológicos.

Cortisol, en clave femenina

El cortisol afecta de igual manera a la mujer que al hombre, el problema es que en el caso de las mujeres sus consecuencias pueden ser más graves. De hecho, es más fácil y probable que sea así.

El estrés crónico afecta directamente a la función reproductora de la mujer, dado que el cortisol interfiere sobre la hormona GnRH, situada en el hipotálamo. Y, aunque bien es cierto que esta hormona interviene tanto en el sistema reproductor femenino como en el masculino, es en el primero donde sus consecuencias son considerables.

La primera consecuencia está estrechamente relacionada con la infertilidad, al agotarse antes la reserva ovárica tras un sobreesfuerzo. La segunda es que puede aumentar la posibilidad de una menopausia precoz.

La primera señal suele ser una irregularidad en el período, señal que se debe sumar a las ya nombradas para ayudarnos a detectar unos niveles de cortisol altos.

Si esto lo está leyendo una mujer que no quiere tener hijos o que ya no quiere tener más, todo lo relacionado con la infertilidad puede que no le afecte. Incluso la idea

El estrés crónico afecta directamente a la función reproductora de la mujer.

de despedirse de la regla antes de tiempo puede resultar atractiva. Pero no, no se trata en absoluto de una buena idea.

La menopausia precoz (la que ocurre entre los 40 y los 48) conlleva que todo lo demás también se adelante. Por ejemplo, la pérdida de masa muscular. No es lo mismo que ese desgaste empiece a los 40 años a que lo haga a los 50, ya que serán diez años más con riesgo de sufrir osteoporosis.

La oxitocina, la kriptonita del cortisol

Como todo malvado de película, esta hormona que tanto daño provoca cuando se hace fuerte y se cronifica en nuestro organismo tiene un punto débil, un antídoto al que es sensible, y la buena noticia es que ya lo conocemos y es relativamente fácil de conseguir. Lo que tenemos que conseguir cuando nuestros niveles de cortisol suben demasiado es la oxitocina.

Como ya he comentado, los estudios sobre el cortisol han experimentado un auténtico *boom* estos últimos años. Marian Rojas Estapé, tras mucho investigar sobre el cortisol y sus consecuencias, descubrió el efecto que tiene la oxitocina frente al cortisol a partir de una experiencia personal.

Esta historia la contó en el XX Congreso de Directivos CEDE[13] en el año 2021, en Córdoba. Fue tan aplaudida que su vídeo se hizo viral en tiempo récord.

Marian contó que sufrió un intento de atraco en un aparcamiento. Logró salir corriendo con su coche, pero mientras llegaba a su casa era plenamente consciente de que estaba sufriendo un ataque de ansiedad y que el cortisol había inundado todo su cuerpo. ¡Quién mejor que una psiquiatra para reconocer y analizar cada uno de los síntomas! Pero minutos después ocurrió algo que le hizo reflexionar e investigar sobre la oxitocina. Ese pico de cortisol, que tendría que haber durado horas, se esfumó por completo al darle de mamar a su bebé. La oxitocina había hecho su magia. Es por ello por lo que se dedicó a investigar cómo se podía generar más y más «hormona del amor», sobre todo aunque no se esté lactando, un punto importante de la ecuación. Así pues, además de los orgasmos, también nos ayudan a segregar una buena dosis de oxitocina los abrazos, las relaciones personales cercanas o el interactuar con alguien a quien queremos y valoramos.

De hecho, este episodio y los resultados de su investigación es lo que propició su segundo libro, *Encuentra tu persona vitamina*.[14]

Personas tóxicas. ¡Cuida tu círculo!

Y ya que citamos este segundo libro de Rojas Estapé, hay que hacer un inciso sobre lo importante que es rodearnos de las personas correctas, de lo que ya hemos hablado anteriormente. Al hablar de cómo regular nuestras hormonas siempre nos solemos centrar en el papel destacado de la actividad física, de la relevancia que tiene meditar y cuidar nuestras emociones, de la alimentación equilibrada e incluso del descanso. Pero las interacciones sociales también tienen consecuencias, tanto positivas como negativas.

De la misma forma que a nuestro alrededor es importante tener «personas vitamina», también es vital deshacernos de las personas tóxicas. O al menos localizarlas y colgarles el cartel que se merecen. En ocasiones identificamos rápido a esas personas que nos roban la energía. Son aquellas que siempre se quejan, protestan, critican, malmeten con otras, separan y rompen grupos, son egoístas y egocéntricas. Esto no siempre tiene el mismo efecto, ya que depende de muchos factores. Por eso, hay personas que nos pueden hacer mucho daño, mientras que otros parecen inmunes. También depende del momento en el que nos encontremos o de la relación concreta que tengamos.

Sea como sea, el mejor consejo es evitarlas y, siempre que podamos, sacarlas de nuestra vida. Sin importar la relación que tengamos o los lazos que nos unan. Para nuestro bienestar siempre será mejor alejarnos de una madre/hermano/prima/novio/amigo a tiempo que pagar después las consecuencias. Una persona tóxica a nuestro lado puede ser una fuente de cortisol inagotable.

HORMONA	DEFINICIÓN	¿CUÁNDO SE LIBERA?	¿CÓMO BAJAR SU NIVEL?
Cortisol	Hormona del estrés.	Se libera como respuesta a una situación de estrés o peligro, y ante un bajo nivel de glucosa en sangre.	· Meditar · Pintar mandalas · Leer · Escuchar música · Practicar deporte · Tomar el sol 15 minutos al día · Comer alimentos ricos en vitamina C y/u omega-3 · Planificar bien el día · Evitar la cafeína

CAPÍTULO 9

Las hormonas tiroideas y sexuales, las famosas de la fiesta

Hormonas tiroideas

E N LA ACTUALIDAD, entre las principales patologías que tratan los endocrinos destacan, muy por encima del resto, la diabetes y los problemas derivados de la tiroides. La diabetes es una enfermedad de sobras conocida y está estrechamente relacionada con el consumo de azúcar. El páncreas de las personas que sufren esta enfermedad no produce tanta insulina como el organismo necesita (o no produce nada de insulina, en el peor de los casos). La insulina es una hormona que se encarga de regular los niveles de glucosa en sangre. Por eso, si no hay insulina, el azúcar no se procesa y se acumula. Es decir, se produce un «subidón» de azúcar con todo lo que esto conlleva.

El segundo problema más común para los endocrinos es la tiroides. Según la AECAT (Asociación Española de Cáncer de Tiroides), un 10% de la población española sufre alguna alteración de la tiroides. Y lo que más preocupa tanto a esta asociación como a algunos expertos es que muchos de esos afectados lo desconocen, es decir, no tienen un diagnóstico y, por lo tanto, no están siendo tratados.

Uno de los motivos para que esto pase es que la tiroides sigue siendo una gran desconocida.

Un 10% de la población española sufre alguna alteración de la tiroides.

Mientras que todos sabemos que los diabéticos no pueden consumir azúcar, ¿qué les ocurre a las personas a las que no les funciona bien la tiroides? Si analizamos todas las respuestas, estoy segurísima de que la más repetida habrá sido que «engordan sin motivo». Y aquí es cuando los endocrinos se deprimen. La tiroides realiza funciones vitales y está tan poco valorada que ni se conocen.

Para hacer un poco de justicia, vamos a repasar todo lo que la tiroides hace por nosotros. Tal y como podemos leer en MedlinePlus, la biblioteca nacional de salud de Estados Unidos (una web muy completa, por cierto), la tiroides es «una glándula pequeña en forma de mariposa ubicada al frente del cuello. Produce hormonas que controlan la forma en que el cuerpo utiliza la energía. Estas hormonas afectan a casi todos los órganos del cuerpo y controlan muchas de sus funciones más importantes. Por ejemplo, afectan a la respiración, al ritmo cardíaco, al peso, a la digestión e incluso al estado de ánimo».[15]

En el primer capítulo ya hablamos de que las hormonas son mensajeras, y sus mensajes normalmente son órdenes con instrucciones que van de un órgano a otro. En varios de los casos que hemos visto, estas hormonas tenían una sola misión y era clara. Por ejemplo, la oxitocina, en su parte más práctica, le dice al útero que realice contracciones para expulsar al bebé en el momento del parto, u ordena a las mamas que produzcan leche en la lactancia.

En el caso de la tiroides esto es más complejo, ya que interfiere en multitud de procesos y muchos de ellos son determinantes para el correcto funcionamiento del organismo. Así pues, cuando la tiroides falla podemos decir que se desencadena un aluvión de errores, y esto se traduce en tantos síntomas que puede hacer complicado su diagnóstico.

El metabolismo son todos los procesos físicos y químicos del cuerpo que convierten o usan energía.

Entre las tareas que ahora mismo está desarrollando nuestra tiroides (si no tenemos algún problema, obviamente), podemos destacar el control del metabolismo. Tal como ya hemos comentado, y como se explica con detalle en MedlinePlus, el metabolismo son todos los procesos físicos y químicos del cuerpo que convierten o usan energía. Y aquí entra desde hacer la digestión hasta respirar, mover los músculos, lograr que la sangre circule o que el cerebro funcione. Podemos decir que la tiroides es quien decide cuánta energía se debe producir y en qué se va a utilizar. En definitiva, dentro del organigrama de nuestro organismo, ocupa un puesto de mucha responsabilidad.

Nuestro metabolismo y las calorías

Esa energía que necesitamos y que gracias al metabolismo obtenemos de los alimentos que consumimos se mide en calorías. Así pues, como necesitamos energía para todo, incluso para respirar o pensar, nuestro metabolismo está continuamente trabajando y, por tanto, la tiroides debe segregar sus hormonas todo el tiempo, no solo cuando recibe un estímulo.

Cuando hablamos de calorías lo relacionamos directamente con peso, dieta y deporte. Y en parte es correcto, pero ahora sabemos que también quemamos calorías cuando dormimos (unas 400). De ahí que exista un mínimo de calorías recomendadas al día (dependiendo del sexo y de lo sedentaria que sea nuestra vida) y que cada vez más se hable del concepto de metabolismo basal, que no es otra cosa que las calorías que consumimos en reposo.

Ajustar las calorías que consumimos a las que ingerimos es importante (sin llevarlo al extremo), ya que las que nuestro cuerpo no necesita se almacenan en forma de grasa e, independientemente del peso, esto es perjudicial para nuestra salud.

Así hemos llegado al hilo que une la tiroides con el peso y que responde, en parte, a por qué un error en la tiroides se ve reflejado en un aumento o pérdida de peso.

Busca el equilibrio

Si una cosa debemos tener ya clara al referirnos a las hormonas es que el equilibrio es la base de absolutamente todo. Tan mala es la abundancia como la escasez. También está claro que el cuerpo humano es una máquina diseñada para que todo encaje y funcione, pero debido a una infinidad de factores esto no siempre es así. Y más a medida que cumplimos años y esa máquina envejece.

Las causas por las que la glándula tiroidea falla son varias, pero las principales se deben a enfermedades autoinmunes, como la de Hashimoto, la más común. Este tipo de enfermedades se producen cuando el sistema inmune ataca a células sanas, es decir, se confunde y, en lugar de defender, ataca. Este tipo de enfermedades son crónicas, por lo que no tienen cura, pero sí tratamiento, que deberá ser de por vida.

Por otra parte, para que la glándula tiroidea sea capaz de producir estas hormonas necesita un ingrediente principal: el yodo. Es por ello por lo que consumimos sal yodada, ya que con ese pequeño aporte nos aseguramos de que nuestro cuerpo recibe la cantidad de yodo necesaria para su correcto funcionamiento.

Cuando la tiroides no funciona bien puede ocurrir que produzca más hormonas de las necesarias, a lo que llamamos *hipertiroidismo*, o que segregue menos, lo que se conoce como *hipotiroidismo*. En ambos casos suele ser suficiente un análisis de sangre para medir las dos hormonas principales (T3 y T4) y comprobar sus niveles, aunque no siempre es tan fácil.

Los problemas de tiroides suelen ser más comunes en las mujeres y, sobre todo, en ciertos momentos de la vida, como los embarazos. En este caso, puede ser algo transitorio y que, una vez superado el posparto, los valores vuelvan a ser los correctos.

Los problemas de tiroides suelen ser más comunes en las mujeres y, sobre todo, en ciertos momentos de la vida.

Las dos caras de la moneda son igual de perjudiciales para la salud y sus síntomas pueden ser precisamente los opuestos.

Aquí va un resumen:

HIPERTIROIDISMO	HIPOTIROIDISMO
Acelera el metabolismo	Fatiga extrema
Nerviosismo	Aumento de peso
Sudoración excesiva e intolerancia al calor	Problemas de memoria
Pérdida de peso	Períodos irregulares
Insomnio	Piel seca
Ojos saltones	Depresión

Cuando la tiroides falla arrastra con ella a todo el equipo y las consecuencias afectan a todo el organismo, desde el físico hasta el estado emocional.

Como psicóloga, esta es la parte que más me interesa. Saber cómo un fallo en la tiroides puede desencadenar problemas de ansiedad o depresión, sobre todo porque a la hora de buscar el tratamiento que mejor funciona deberemos trabajar de forma conjunta y desde una perspectiva común el endocrino y el psicólogo.

La relación entre la depresión y la tiroides

Depresión es la palabra del siglo XXI. De hecho, la OMS ya la considera una pandemia, dado que estima que afecta a más de 300 millones de personas en todo el mundo. Una cifra que da vértigo y que provoca que sean ya muchos los estudios que se publiquen sobre el tema. No solo desde la perspectiva psíquica, sino también buscando una causa física. Aquí entra en juego la tiroides, como plantea un estudio realizado en el Hospital Clínico de Osijek, y cuyos datos confirmaron la relación directa entre los problemas de tiroides y la depresión, tal y como ya apuntaban otros estudios anteriores.

En las conclusiones del estudio liderado por la psiquiatra Ljiljana Radanovic se puede leer: «Dos tercios de los pacientes con disfunción tiroidea padecen de trastornos depresivos clínicamente significativos. Los trastornos depresivos se hallan más representados entre los pacientes con hipotiroidismo que entre los hipertiroideos».[16]

Con el siguiente gráfico resumo lo que aparece en sus apuntes para dejar clara la relación entre depresión y trastornos en la tiroides.

Los investigadores utilizaron dos de las herramientas de valoración más comunes para una orientación en el diagnóstico de la depresión. La escala de Hamilton está más enfocada a pacientes ya diagnosticados de depresión para evaluar la gravedad de los síntomas y cambios en su evolución, mientras que la segunda herramienta está dirigida a investigar la sintomatología somática (síntomas físicos como cefalea, presión en el pecho, insomnio, etc.) y cognitiva (pensamientos intrusivos) de la depresión.

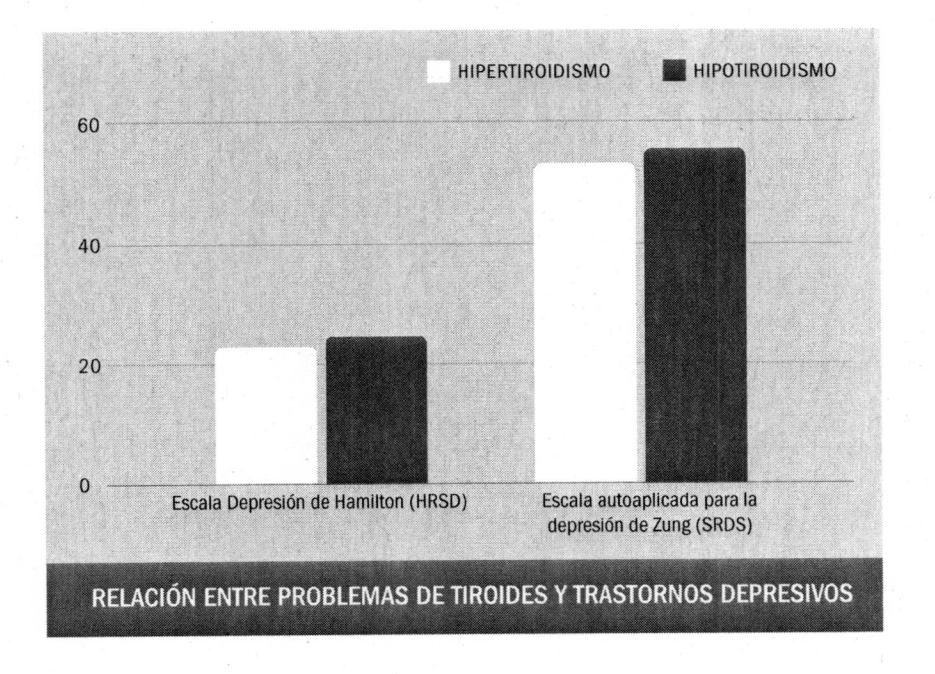

De un simple vistazo, podemos comprobar como la población con hipotiroidismo presenta un porcentaje mayor que la que sufren hipertiroidismo en ambas escalas. Si tomamos como referencia la Escala de Depresión de Hamilton, los pacientes con hipertiroidismo sobrepasan por poco el 20%, mientras que los de hipotiroidismo ascienden un poco. Este es solo un estudio más de los muchos que evidencian la correlación entre trastorno depresivo y problema de tiroides.

Vuelve el cortisol

El cortisol es como ese compañero que no cae bien, pero que siempre está presente. El que no se pierde una fiesta y en todas la lía. Al que nadie invita, pero siempre va. Y al que no se espera, pero que aparece sí o sí. Y aquí, en el centro de mandos de nuestro organismo, no iba a faltar.

Como ya hemos visto, una situación de estrés crónico logra que nuestros niveles de cortisol aumenten y esto tiene consecuencias tanto emocionales como físicas, pues uno de los órganos afectados por el exceso de cortisol es la glándula tiroidea.

El cortisol no solo fuerza a que la tiroides funcione con más presión y tenga que segregar más hormonas, sino que también afecta al sistema inmune, hasta el punto de llegar a provocar que se desarrollen ciertas enfermedades autoinmunes.

Cuidar la tiroides

El cortisol no es el único sospechoso al que hay que vigilar cuando la tiroides no funciona correctamente. Ahora que conocemos todo lo que controla y todo lo que la tiroides hace por nosotros, está más que justificado que nos preocupemos un poco más de ella.

Aquí van algunos *tips* para darle un poco de cariño a esa mariposa que tenemos en la garganta.

Tomar una alimentación rica en yodo (marisco) y en vitamina B.

Descansar y dormir las horas suficientes, solo así el organismo puede «resetearse» y continuar con su círculo vital.

Practicar deporte, sobre todo aquellos que nos ayudan a fortalecer nuestra masa muscular y así potenciar el metabolismo.

Controlar el peso. Cuantos más kilos sumamos, más forzamos a la glándula a producir más cantidad de hormonas.

Gestionar el estrés.

Hormonas sexuales

Hablemos de sexo, o, mejor dicho, de sexos, del masculino y el femenino y de sus hormonas respectivas.

Las hormonas sexuales son las más famosas, por goleada, y también de las que más conocimientos tenemos. Su función es, principalmente, la reproductiva, algo que comparten los dos sexos. Hombres y mujeres tenemos las mismas hormonas sexuales, solo que su concentración es diferente. Los andrógenos (la testosterona, la androsterona y la androstenediona, entre otras) son hormonas sexuales típicas masculinas, mientras que los estrógenos están más presentes en las mujeres.

También hay diferencias en los órganos que segregan estas hormonas, aunque en ambos casos están dirigidos por el cerebro. En el caso de las mujeres, son los ovarios los que se encargan de regular el ciclo menstrual y calcular así qué cantidad y qué tipo de hormonas se requiere en cada momento. Al hablar de los

Hombres y mujeres tenemos las mismas hormonas sexuales, solo que su concentración es diferente.

hombres, este tema es más sencillo, sus hormonas se sintetizan en los testículos, que intervienen en la producción de espermatozoides.

Como hemos dicho, hombres y mujeres tienen las mismas hormonas, pero la proporción cambia incluso en un mismo género. Un ejemplo claro es la testosterona. Esa hormona tan masculina y que suena a poder, fuerza y músculo es la responsable de muchos de esos tópicos de la masculinidad, así como del cambio de voz a más grave, del aumento del vello corporal, de que los hombres tengan los huesos más fuertes e incluso de una mayor facilidad para desarrollar los músculos.

Ahora bien, las mujeres también necesitan su dosis de testosterona. De hecho, si presentan unos niveles bajos se dificulta la fecundación. Los valores son estables en la vida adulta del hombre, pero en la mujer varían a lo largo del ciclo menstrual, y llegan a su pico durante la ovulación. Y ¿qué pasa si esos valores son más altos el resto del ciclo? Se puede presentar una patología denominada el síndrome de ovarios poliquísticos, que también puede poner en riesgo la fertilidad de la mujer. De nuevo volvemos a la importancia del equilibrio.

Estos desequilibrios también tienen consecuencias negativas en el hombre. Un déficit puede provocar disfunción eréctil, pérdida de masa muscular, fatiga., etc. Por su parte, un exceso nos puede llevar a pensar que son «más hombres», pero no. Es cierto que uno de los síntomas son los cambios en el ánimo y el humor y estos siempre siguen una tendencia hacia la agresividad y la violencia. Pero también hay que tener muy en cuenta el cáncer de próstata y algunas enfermedades cardiovasculares que pueden llegar con un exceso de esta hormona.

A modo de resumen, en el siguiente cuadro aparecen cuáles son las funciones de las hormonas sexuales según los sexos.

HORMONAS SEXUALES MASCULINAS	HORMONAS SEXUALES FEMENINAS
Estrógenos: crean y desarrollan los espermatozoides.	**Estrógenos**: desencadenan el ciclo menstrual, el desarrollo de los senos y el crecimiento del vello púbico.
Progesterona: ayuda a regular los niveles de glucosa y evitar el aumento de células de la próstata.	**Progesterona**: ayuda a regular el ciclo menstrual y la función reproductiva.
Testosterona: ayuda a mantener la densidad ósea, la distribución de grasa, la masa y fuerza muscular, el deseo sexual y la producción de esperma.	**Testosterona**: es importante para el crecimiento de los huesos y músculos y tener órganos saludables. La testosterona femenina está directamente relacionada con el deseo sexual, la capacidad orgásmica y la libido.

Equilibrio y trabajo en equipo

Además de que debe existir un equilibrio para que todas las hormonas trabajen de forma correcta, la relación entre ellas debe ser cordial y en ocasiones estrecha, ya que no son pocos los asuntos en los que deben trabajar juntas, cooperar y ayudarse para sacar el proyecto adelante. Pero también sabemos que otras muchas veces se sabotean, se meten donde no las llaman y alteran o destruyen sus trabajos entre sí. Vamos, que son la representación de la vida misma en cualquier comunidad.

Y si hemos visto que el cortisol es una de las más conflictivas, podemos decir que las sexuales son las más «quejicas», ya que por cualquier pequeña molestia se enfadan y dejan de trabajar. Esto se traduce en que son muchísimos los factores por los que puede desaparecer la libido o tener problemas de fertilidad.

Hablando de las reinas de la fiesta, las hormonas tiroideas y las sexuales suelen interactuar más de lo que creemos. De hecho, el ginecólogo suele dar la señal de alarma y derivar al endocrino a muchas pacientes. Y aquí va un dato importante: las patologías relacionadas con la tiroides tienen una prevalencia en el sexo femenino muy marcada.

El eje hipotálamo-pituitaria-gonadal (HPG)

No estamos hablando de una ruta comercial ni cultural. Bajo las siglas HPG se esconde el sistema fundamental que regula las hormonas sexuales. Todos sabemos que el hipotálamo y la pituitaria son dos partes del cerebro que regulan y segregan hormonas y que están relacionadas directamente con la tiroides, de hecho, es el primero quien da la orden a la pituitaria para que se ponga a producir. Por otra parte, las gónadas son las glándulas que se sitúan tanto en los testículos como en los ovarios.

Y este eje es objeto de estudio desde varios puntos de vista, sobre todo en lo que se refiere a la infertilidad, un problema que no deja de aumentar y que cada día afecta a más parejas en el mundo.

Así pues, un problema de tiroides afecta directamente al sistema reproductivo, tanto en mujeres como en hombres, aunque en estos sea mucho menos evidente al no existir unos síntomas claros. Por su parte, cuando la tiroides no funciona de forma correcta se suelen dar alteraciones en el período menstrual, un gran indicador de que algo está fallando.

Como no podía ser de otra forma, el cortisol también entra en juego logrando que este eje no funcione como debería, lo que da como resultado problemas de infertilidad o interponiéndose en los planes de las parejas a la hora de ampliar familia. En estos casos, no es necesario que la tiroides no funcione bien, o que no exista una buena comunicación entre este eje. Simplemente es la intoxicación de cortisol la que logra inhibir la segregación de hormonas de una forma correcta, tal vez no en los niveles necesarios para que se considere una patología que necesita un tratamiento, pero sí lo suficiente para impedir o tener dificultades para que se lleve a cabo el embarazo.

Por eso, en tantas y tantas ocasiones, cuando una pareja no logra concebir, se les dice que tienen que estar tranquilos, que las obsesiones no llevan a ningún sitio, y es que todas esas frases que nos pueden parecer tan manidas solo reflejan algo físico.

La doctora Elena Torres Vela, del Servicio de Endocrinología y Nutrición del Hospital Clínico San Cecilio de Granada, en su artículo «Alteración de la función gonadal en las enfermedades crónicas» asegura que «el incremento de cortisol produce una inhibición del eje gonadal tanto a nivel hipotalámico como hipofisario y ovárico».[17]

Y destaca que ocurre tanto en hombres como en mujeres. Leyendo su artículo, tomamos conciencia de que el estrés produce una inhibición del eje gonadal tanto en varones como en mujeres. En varones se ha comprobado que el estrés crónico es poco sintomático, si bien produce oligoastenozoospermia (disminución de la concentración y cantidad de espermatozoides) y, por lo tanto, infertilidad, y en casos prolongados puede producirse un hipogonadismo hipogonadotropo (insuficiencia de la hormona gónada para secretar testosterona y espermatozoides) con síntomas característicos, como disminución de la libido, impotencia, pérdida de masa muscular, etc. En la mujer, la activación de forma crónica de los sistemas adaptativos del estrés produce una serie de alteraciones del eje gonadal que van desde alteraciones menstruales leves a la denominada *anovulación* (desorden en el ciclo menstrual) inducida por estrés o *amenorrea hipotalámica* (supresión temporal de la función reproductora). El espectro clínico de afectación ovárica puede presentarse como polimenorrea (ciclos menstruales de menos de 21 días entre un período y otro o ciclos menstruales de más de 21 días entre período y otro), oligomenorrea (ciclos menstruales de más de 45 días), fase lútea deficiente o amenorrea.

Con este panorama, cuando ese embarazo no llega, además de pasar por todas las pruebas rutinarias que se realizan por protocolo, también es recomendable trabajar en rebajar los niveles de cortisol.

CAPÍTULO 10

Melatonina, grelina, leptina y adrenalina, amigas necesarias

C OMO EN TODOS LOS EQUIPOS, ya sea el del trabajo o el del club de fútbol que acaba de ganar la Champions, hay quienes son imprescindibles a todas luces, otros que se dan mucho bombo, pero que tampoco son tan necesarios, y otros que pasan desapercibidos y cuando faltan es un drama. Así pasa en la vida y en las hormonas, que las hay de renombre y también menos conocidas. En este capítulo vamos a hablar de cuatro hormonas que merece la pena conocer a fondo. De la melatonina, de la que tanto se habla ahora pero de la que quedan datos relevantes por conocer y a la que, tal vez, tengamos un poco sobrevalorada. Y, no menos importante, del dúo formado por la grelina y la leptina. Y, para terminar, daremos otro repaso a la adrenalina, una hormona que ya hemos mencionado en varias ocasiones en el capítulo dedicado al cortisol.

Melatonina, un atardecer comprimido

España es un país en el que se duerme mal, y así lo dejan bien claro los más de 7 millones de españoles que actualmente cuentan con un diagnóstico de insomnio crónico. Según diferentes encuestas, más de la mitad de los adultos confiesa tener problemas de sueño, unos más graves que otros, pero todos impiden que el sueño sea de calidad y que se descanse lo necesario

Así pues, no es de extrañar que nuestro país esté a la cabeza de Europa en consumo de pastillas para dormir, tanto de sustancias que necesitan receta como que no. De hecho, este tipo de productos, en los que la melatonina es un ingrediente habitual, ha aumentado casi un 200% su venta desde marzo de 2020; sí, desde el siempre recordado confinamiento.

Pero ¿qué es la melatonina? Se trata de la hormona más importante involucrada en la regulación del sueño, aunque no la única. Asimismo, está implicada en otros procesos como el crecimiento (por eso se dice que los bebés que duermen mucho crecen más), es un potente antioxidante que nos ayuda a envejecer de forma más controlada (de ahí que dormir ocho horas sea un «secreto de belleza») y da apoyo al sistema inmune (razón por la que cuando estamos cansados o no descansamos lo suficiente es más probable que caigamos enfermos o que cuando estemos enfermos necesitemos dormir más).

Pero vamos con su función principal y la relación con el sueño. Muchos son los que la denominan «hormona vampiro», ya que ella sale cuando se va el sol. Aunque, sinceramente, este apodo a mí me produce el efecto contrario y me quita el sueño. Me gusta más que se la compare con una puesta de sol. Más romántico y mucho más evocador, lo que sí anima a dormir y no a creer que empieza una película de terror en una noche de Halloween.

Que la función principal de la melatonina sea la regulación del sueño no quiere decir que el hecho de que durmamos bien o mal, que nos cueste conciliar el sueño o que nos despertemos a mitad de noche sea solo responsabilidad de la melatonina. En el sueño interfieren muchísimos factores relacionados con prácticamente todas las funciones del organismo. Es por eso por lo que el insomnio no implica que exista un déficit de melatonina o que ese déficit, de existir, sea la explicación de las noches en vela.

Melatonina natural y artificial

La melatonina es una hormona que el cuerpo humano segrega de forma natural, pero también se ha sintetizado en el laboratorio y por ello la podemos comprar en forma de píldora, gominola o gotas.

Por muy natural que sea no debemos caer en la creencia de que es algo innocuo y, de tomarla en forma sintetizada, debemos saber que puede tener efectos secundarios. De hecho, en Europa, donde la ley es mucho más restrictiva que en Estados Unidos, por ejemplo, todo lo que lleve más de 2 mg de melatonina requiere receta médica. Aun así, todos los suplementos que incluyen melatonina entre sus ingredientes están en continua revisión y varios de ellos ya han sido retirados del mercado por no cumplir con la normativa a rajatabla. Es más, Italia hace años que decidió rebajar la dosis a solo 1 mg.

Si tenemos píldoras de melatonina en casa y solemos echar mano de ellas para dormir, mi recomendación es hablar primero con el médico de cabecera, ya que muchas (muchísimas veces) el problema por el que no dormimos no tiene nada que ver con la melatonina, y es conveniente saber el verdadero por qué antes de seguir consumiendo uno u otro remedio, por mucho que en la etiqueta ponga bien grande lo de «natural».

Un gran aliado para el jet lag

Uno de los pocos usos recomendados y de los que se tiene cierta constancia en cuanto a que aportan un efecto positivo es a la hora de enfrentarnos al *jet lag*, es decir, cuando cambiamos de zona horaria y nuestro cuerpo necesita adaptarse porque nuestro reloj interno se trastoca.

Ese desajuste no tiene los mismos síntomas en todas las personas, ni siquiera es igual siempre en la misma persona. Lo que sí hay son ciertos hábitos o trucos que nos pueden ayudar en nuestro próximo viaje. Aquí, un resumen:

Descanso previo al viaje	Si empezamos el viaje con cansancio acumulado, el cambio horario se lleva peor.
Ajustar paulatinamente nuestro horario antes del viaje	Si nuestro viaje es hacia el *oeste*: 3 días antes del viaje debemos acostarnos 1 hora más tarde. Si nuestro viaje es hacia el *este*: 3 días antes del viaje debemos acostarnos 1 hora antes de lo normal.
Ajustar el horario de la alimentación	Hay que intentar hacer las comidas a la hora cercana a nuestro destino.
Sincronizar las horas de sueño y las comidas	Al llegar al destino, ajustar la hora local y seguir el día según la hora. Aunque estemos cansados, es mejor no dormir hasta que sea la hora.
Mantenerse hidratado	El efecto de aire seco de la cabina del avión puede generar deshidratación y eso no ayuda al tan brusco cambio horario. Antes, durante y después del vuelo, conviene mantenernos hidratados.
Cuadrar horarios de sueño - vigilia en el avión	Si en nuestro destino es de noche, intentemos dormir en el avión. Un antifaz, tapones o auriculares pueden ser nuestros mejores aliados en estos casos. Por lo contrario, si en nuestro destino es de día, es mejor evitar quedarse dormido. Mantenerse entretenido y activo en el avión puede ayudar.

¿Cómo trabaja la melatonina?

La glándula pineal, que está ubicada en la base de nuestro cerebro, es la encargada de transformar el triptófano, un aminoácido esencial, en melatonina. Al igual que la hormona, el triptófano también es un habitual de las estanterías de los herbolarios, pero también de muchos alimentos, como por ejemplo, los plátanos.

La señal para que el cerebro empiece a generar melatonina es el descenso de la luz ambiente, es decir, nuestro cuerpo empieza a recibir la primera dosis de la hormona del sueño en el atardecer.

Y esto es muy importante y básico para entender el proceso del sueño y el papel de la melatonina. La melatonina no le dice a nuestro cuerpo que duerma, le dice que es hora de dormir y le prepara para ello, pero no es una acción inmediata y desde la imposición, sino que a medida que va bajando la luz, esta se va preparando.

La melatonina no le dice a nuestro cuerpo que duerma, le dice que es hora de dormir y le prepara para ello.

A medida que esta hormona está más presente en el organismo notamos cómo cambia la temperatura corporal, la tensión arterial y otros muchos factores que ayudan a que el cuerpo se relaje hasta que llega el momento de cerrar los ojos.

Asimismo, esta producción de melatonina tiene un pico que suele oscilar entre las 2 y las 4 de la madrugada. Aquí empieza a descender y el cuerpo se prepara para despertarse. A esto es a lo que se denomina *ritmo circadiano*, un proceso natural que se repite cada 24 horas y que está marcado por la luz y la oscuridad. Este proceso no solo afecta a los humanos, también a los animales e incluso a las plantas. Por eso, cuando estamos pasando por épocas de estrés y/o ansiedad solemos despertarnos sobre las 3 o 4 de la madrugada. La melatonina desciende y el cortisol empieza a activarse.

¿De qué cronotipo eres?

Puestos a encasillarnos y a analizarnos, un punto importante a la hora de valorar cuándo somos más productivos y a qué hora del día somos más válidos es saber a qué cronotipo pertenecemos. Sí, nuestras hormonas también deciden cuándo trabajamos mejor y a qué hora nos concentramos más.

Según el Instituto Internacional de Melatonina (IiMEL),[18] centro de referencia en el campo de la melatonina a nivel internacional, que pertenece a la Facultad de Medicina de la Universidad de

Granada, existen tres cronotipos principales: matutino o madrugador (mayor liberación de melatonina en la media noche, necesidad de dormir entre las 23:00 y las 6:00), vespertino o trasnochador (el pico de melatonina se produce a altas horas de la madrugada, necesidad de dormir a partir de las 3:00) e intermedio (el pico de producción de melatonina es a las 3:00, se suelen dormir entre las 24:00 y las 8:00, que es el caso de la mayoría de la población). Esto explica por qué hay personas que trabajan mejor de día, mientras que otras se concentran de forma más sencilla por la noche. La razón es simple: depende de a qué hora nuestro organismo llega al pico más alto de melatonina.

Esta información se ve muy clara en este gráfico elaborado por el Iimel:

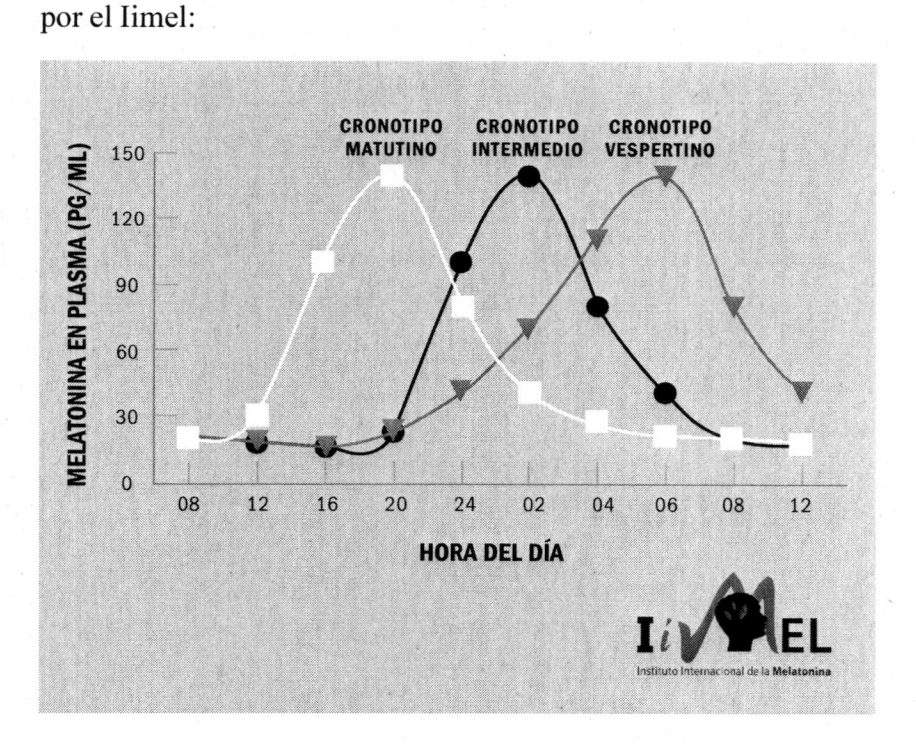

Aunque ahora tengamos identificado cuál es nuestro cronotipo, esto no quiere decir que vaya a ser así toda la vida. De hecho, es mejor saber que no va a ser así. A medida que el cuerpo envejece, se van produciendo cambios y desajustes hormonales. Igual que pasa con los estrógenos, aquí también nuestro cerebro se vuelve vago y cada vez genera menos melatonina.[19]

A medida que el cuerpo envejece, se van produciendo cambios y desajustes hormonales.

Un dato curioso es que no empezamos a producir melatonina hasta aproximadamente los 4 meses, motivo por el cual los bebés recién nacidos no diferencian el día de la noche. Con esta información, la próxima vez que vayamos a ver a un bebé recién nacido y alguien diga «no duerme nada por la noche porque tiene el sueño cambiado», podremos corregirle y explicarle que no duerme porque su cerebro aún no sabe lo que es el día y la noche.

Hasta los 8 o los 10 años, estos niveles no dejan de subir y, después, habrá varios puntos en los que desciende de forma brusca. Y esto es importante saberlo, porque en muchas ocasiones creemos que tenemos un problema porque dormimos poco y nos preocupamos (y dormimos menos) e incluso nos compramos un bote de pastillas de melatonina y hacemos una bola enorme cuando la única razón es que nuestro organismo necesita dormir cada vez menos.

Lo de que «me estoy haciendo viejo porque me levanto pronto sin despertador» es una gran verdad. Así, mientras un bebé debe dormir unas 16 horas al día, un adolescente bajará hasta las 10, un adulto tendrá suficiente con 8 y, cumplidos los 70, puede que con 6 horas sea suficiente. El organismo ajusta la dosis de melatonina para acertar con esas horas de sueño. Aquí no se derrocha nada.

¿Qué puede salir mal?

Visto el mecanismo tan sencillo por el que nuestro cuerpo duerme, es fácil preguntarse dónde hay sitio para el error. Baja la luz, el cerebro empieza a producir melatonina, nuestro organismo se relaja, nos dormimos. Así de fácil. O no. Hay muchos factores que interrumpen este proceso, demasiados. Algunos dependen de nosotros (y somos, por lo tanto, culpables o responsables de que ocurran), pero otros no, y el mejor ejemplo son las estaciones del año.

No todos los meses del año ni en todos los lugares del mundo se recibe la misma luz ni las mismas horas de sol al día. Dejemos de lado tanto las latitudes altas como las zonas cercanas al ecuador y centrémonos en nuestro país. En España, el día más largo, o la noche más corta, es el 24 de junio, fecha que todos asociamos a las fiestas de San Juan y al solsticio de verano. Por otro lado, tenemos el solsticio de invierno, que marca el día más corto, que coincide con las fiestas de Navidad. En él, la carga negativa igual es menos intensa, pero si lo trasladamos a unos días antes, seguro que se nos viene a la mente un día oscuro y triste.

Aunque realmente, cuando se notan los efectos de las estaciones es en la parte intermedia del año, es decir, en primavera y otoño, con el cambio de hora como guinda del pastel. Es cuando se atraviesa lo que se denomina *astenia primaveral u otoñal*, que podemos percibir en mayor manera y es consecuencia de cómo la melatonina y el descanso interfieren en nuestro humor. Se resume en «más horas de luz igual a mejor humor». Si no hay sol, nuestro organismo se confunde a la hora de producir melatonina. A las siete de la tarde estamos somnolientos y cansados, hacemos menos cosas durante el día, entristecemos..., una cadena típica de estados por los que pasamos esos días grises de noviembre.

En la primavera es más complicado, ya que, además de aparecer las alergias en todo su esplendor, a ese desajuste de melatonina se le suman las ganas que tenemos de salir y socializar, de aprovechar los días hasta el último rayo de sol... y eso agota.

En casos más graves, se puede hablar de *trastornos afectivos estacionales*. Así lo describen en un artículo publicado en la *Revista de la Asociación Española de Neuropsiquiatría* titulado "Trastornos afectivos estacionales, 'winter blues'" los autores Miren Aiala Gatón Morenoa y Miguel Ángel González Torres, del Servicio de Psiquiatría del Hospital Universitario de Basurto, y Moisés Gaviria, del Departamento de Psiquiatría de la Universidad de Illinois-Chicago, Estados Unidos.

Dormir más y mejor

Como no queremos depresiones y sí dormir a pierna suelta sin necesidad de recurrir a terapias y fármacos, aquí dejo unos consejos para lograrlo.

La higiene del sueño es muy importante, ya que con pequeños hábitos se pueden lograr grandes resultados.

PAUTAS PARA UNA BUENA HIGIENE DEL SUEÑO

Evitar tomar sustancias excitantes como café, té, alcohol, tabaco, etc., al final del día.

Cenar ligero y esperar una o dos horas para meterse en la cama. No irse a dormir con sensación de hambre.

Hacer ejercicio físico, pero evitarlo a última hora del día.

Si hacemos una siesta, que sea de 20 a 30 minutos como máximo.

Mantener horarios de sueño regulares.

Evitar estar dando vueltas por la cama; el pensamiento obsesivo para dormirnos evitará que lo hagamos. Salir de la cama y realizar el ritual previo a dormir (indicado más adelante).

Evitar la exposición a luz brillante a última hora del día.

Evitar hacer tareas que impliquen actividad mental en la cama, por ejemplo, usar el teléfono, ordenador, juegos, etc.

Mantener un ambiente que favorezca y ayude a mantener el sueño. Por ejemplo, una temperatura adecuada, evitar estímulos auditivos, olor y color neutros, una cama confortable, etc.

Realizar un ritual antes de acostarse que incluya conductas relajantes como escuchar música tranquila, lavarse los dientes, una ducha templada, meditar, tomar rooibos (infusión sin teína).

Centrar el pensamiento en algo positivo antes de dormir.

Realizar tres respiraciones profundas.

Grelina y leptina. El equipo glotón

Ahora que hemos conseguido dormir bien, es muy probable que nos despertemos con algo de hambre. ¿Por qué? Pues porque una hormona, la llamada grelina, ha mandado una señal al cerebro diciendo que hay que comer. Por otro lado, una vez que estamos saciados, a la hormona llamada leptina le toca el turno de avisar.

En resumen, podemos decir que la leptina inhibe las ganas de comer y la grelina despierta el apetito. Y ¿por qué debemos ser amigos de estas dos hormonas que casi nadie conoce? Porque así podremos tener una relación sana con la comida y a su vez nos será más fácil mantenernos en nuestro peso ideal y alejarnos del sobrepeso, culpable directo de infinidad de enfermedades crónicas y graves.

De la grelina destaca su importancia en la regulación del apetito, pero también tiene papeles secundarios en ámbitos tan diferentes como la segregación de insulina o la memoria. En este caso, saber cómo actúa dentro del sistema digestivo es lo que la hace atractiva, lo que también despierta el interés de los científicos que luchan contra la obesidad.

La particularidad de la grelina es que es la única producida por células del tracto gastrointestinal, que la segrega en períodos de ayuno. Cuando el estómago termina de trabajar, empieza a segregar esta hormona y a lanzar avisos al cerebro. Si este tiene demasiados avisos,

Este es el proceso (muy simplificado) de cómo pasamos de tener hambre a sentirnos saciados. Entender esto puede ayudarnos a conocernos mejor y a evitar desde atracones que luego nos hacen sentir mal, tanto física como mentalmente, hasta saber en qué punto deberíamos comer.

13:45	El estómago está vacío y empieza a secretar grelina. Esta hormona anima al estómago a que empiece a generar jugos gástricos (por eso sentimos el hambre en el estómago e incluso «nos suenan las tripas»). También manda una señal al cerebro para informarle de que estamos bajo mínimos y que hay que comer. Aparece la sensación de hambre.
13:50	Nuestro cuerpo ya se ha enterado de que el estómago está vacío y algunos órganos se preparan para esa ausencia de nutrientes. Por ejemplo, el cerebro decide disminuir la temperatura para gastar menos energía y el hígado manda a sus «empleados» a acumular grasa por lo que pueda venir.
14:30	Empezamos a comer. La grelina ha alcanzado su punto máximo y empieza a descender.
14:40	Al volver a tener alimento en el organismo, este produce leptina, que viajará hasta el cerebro de nuevo para decirle que ya puede dejar de comer.
15:00	Desde que estamos saciados hasta que el cerebro recibe la señal, pueden pasar hasta 20 minutos. Por este motivo, se recomienda comer despacio y calcular la cantidad de comida que estamos ingiriendo. Si comemos rápido hasta sentir que no nos entra más, todo lo que hemos consumido en los últimos 15 minutos será un extra que no necesitábamos. Por eso se dice que comer rápido engorda (además de que no se mastica lo suficientemente bien por las prisas).
19:00	La digestión ya está terminando y los niveles de grelina comienzan de nuevo a subir. En unos minutos (si no lo ha hecho ya), el cerebro volverá a decirnos que comamos y el proceso empieza de nuevo.

pone en marcha el siguiente paso, el de comunicar a sus compañeros que hay que comer, y es cuando aparece la sensación de hambre.

Los niveles más bajos de grelina se dan al terminar de ingerir un alimento, y los más altos, cuando llevamos varias horas de ayuno.

Pero, si siempre estamos produciendo grelina, aunque sea poca, ¿siempre deberíamos tener hambre? Hay personas que sí, que siempre tienen hambre, pero ese es otro tema. La sensación de hambre desaparece durante unas horas tras la ingesta gracias a la leptina, que es precisamente la hormona que decide cuándo estamos saciados y manda un mensaje para que dejemos de comer.

Entonces, ¿por qué hay veces que comemos mucho más de lo que necesitamos y luego nos sentimos hinchados? Fácil. Porque la leptina es lenta, y nosotros, por lo general, comemos muy rápido. Así, cuando la leptina ha llegado al cerebro y este ha mandado la señal de parar, nosotros ya hemos rebañado y repetido, sobre todo si es algo que nos gusta. De lo que sí se encarga la leptina es de asegurarse de que no tengamos hambre hasta pasado un tiempo después de consumir alimentos. Además, regula el gasto energético y trabaja mano a mano con el metabolismo, lo que puede ser su función más destacada.

Cuando hablamos de desequilibrio en este caso es cuando nos encontramos con trastornos de la alimentación que van desde la anorexia hasta la obesidad.

El estrés engorda

Se trata de otro gran mito al que, lejos de destruir, vamos a dar un valor fisiológico. En este caso, le daremos una vuelta más al hecho de que un estado de nerviosismo crónico o que se alarga en el tiempo nos hace ganar peso. Aunque siempre hay excepciones, claro. Y de nuevo, veremos cómo el cortisol llega a ponerlo todo del revés.

Ya sabemos que el cortisol es la «hormona del estrés» (capítulo 8) y que le gusta «molestar» al resto de hormonas, y la leptina no iba a ser menos. En este caso, el cortisol puede llegar a crear una resistencia a la leptina o, lo que es lo mismo, el cerebro deja de responder ante esta hormona por muy altos que sean sus niveles. Sí, el cortisol consigue que el cerebro ignore a la leptina, lo que provoca que nunca nos sintamos saciados y que tengamos la necesidad de comer más y más, a ser posible alimentos que nos dan placer, para que aparezca la gran amiga del cortisol, la dopamina, la que siempre está reclamando recompensas y momentos placenteros.

Esta situación nos lleva directamente a tener problemas con el peso corporal. Obvio. Si comemos sin control, dando prioridad a alimentos calóricos durante un período largo de tiempo, el resultado es sumar kilos sin parar.

Esta situación es lo que se conoce como «hambre emocional». Creemos que necesitamos ingerir algo, pero también sabemos que no es lógico que tengamos hambre porque hemos comido hace poco. Y además no nos apetece una manzana o algo sano, el cuerpo nos pide ultraprocesados, azúcar, o mejor aún, la mezcla de los dos. Cuando sentimos esa necesidad loca de zamparnos un dulce, de pedir una hamburguesa a deshoras o de abrir una bolsa de patatas fritas solo para nosotros, debemos recordar que es el cortisol, que está haciendo de las suyas, que está confundiendo a nuestro cerebro para que no escuche a la leptina. El subidón de dopamina también interfiere en si decidimos decir no, cerrar la puerta de la cocina y centrarnos en otra cosa hasta que sea la hora de la comida o la cena.

De todo esto podemos extraer una conclusión clara. Cuando queremos perder peso no necesitamos pasar hambre, solo hay que tener los niveles de leptina y grelina bajo control. Eso incluye mantenerse alejado del cortisol, así como descansar de forma correcta, ya que el descanso está muy relacionado con los niveles de leptina, que suben cuando estamos cansados.

Adrenalina, la salvavidas

De esta hormona, que también funciona como neurotransmisor, ya hemos hablado en el capítulo 8, puesto que está relacionada con el cortisol. Pero la adrenalina es tan importante para la vida que se merece un poco más de atención.

Para empezar, es un medicamento que salva vidas a diario. No hay serie basada en hospitales en la que no se administre de forma urgente una dosis de adrenalina para salvar a un paciente en el último momento. Los casos más comunes son reacciones alérgicas graves y anafilaxia, problemas asmáticos severos o paradas cardiorrespiratorias. Todos ellos pueden llegar a provocar la muerte si no se administra una dosis de adrenalina a tiempo.

Aparte de este tipo de accidentes, nuestro cuerpo también genera adrenalina por sí mismo. Pero, al contrario que la melatonina, la grelina o la leptina, que están siempre presentes aunque en diferentes niveles, la adrenalina solo es necesaria en momentos puntuales, y nuestro organismo solo la libera en situaciones de alarma, estrés, miedo, peligro o excitación. Su misión es simplemente ayudar al cuerpo a enfrentarse a este tipo de situaciones, y lo consigue actuando en muchos de los órganos vitales, dado que es ella la que decide qué se necesita y cuándo. Así pues, cuando es necesario, relega a un segundo plano funciones como la digestión y pone a trabajar a toda máquina al corazón. Cuando tenemos miedo o nos excitamos, notamos el corazón a mil por hora. Realmente, este va a más velocidad de la normal, ya que la adrenalina ha mandado la orden de aumentar la frecuencia cardíaca, así como la presión arterial. También se dilatan los bronquios para lograr más oxígeno, que la sangre manda rápidamente a cada músculo para que esté preparado para actuar. Los sentidos también se agudizan, por ejemplo, en el caso de la vista, se reduce el campo de visión para poder centrarnos en un punto, y la pupila se dilata.

Con esto se consigue, en el peor de los casos, revertir los efectos de los estados de *shock* (que es lo que se hace cuando se inyecta). Pero en casos en los que simplemente estamos ante un peligro, como puede ser que alguien nos ataca o que estamos en un incendio, gracias a la adrenalina nuestro cuerpo está preparado para la acción, para correr, defenderse, atacar, saltar, gritar…

No somos superhéroes

Aunque nos gustaría estar 24/7 activos y atentos a todo para exprimir la vida al máximo, un exceso de adrenalina es perjudicial. De hecho, no hace falta saber mucho de medicina para entender que ese estado en el que se fuerza a todos los órganos vitales es muy peligroso.

Ante una situación de riesgo, nuestro organismo suele generar la cantidad de adrenalina exacta para mantenernos a la «máxima potencia» durante 3 o 5 minutos. A partir de este tiempo podría ser perjudicial, y por eso los niveles empiezan a decaer.

Pero antes de que «explotemos», el organismo suele mandar unas señales claras, como dolor de cabeza, aumento de la temperatura corporal y más de una contractura. Cuando estamos estresados e intoxicados de cortisol, el organismo ve como buena idea estar siempre alerta, pero las consecuencias son graves.

PARTE IV

Equilibrio, alimentación y deporte

CAPÍTULO 11

Lograr el equilibrio

L LEGADOS A ESTE PUNTO ya podemos decir que tenemos una idea sobre los protagonistas de esta historia y, sobre todo, lo importante que es que entre todos ellos exista un equilibrio y reine la armonía. Pero ¿qué quiere decir esto exactamente?

El libro *El equilibrio y la armonía. Un compromiso para afrontar la vida con serenidad*[20] es tremendamente interesante. Su autor, Gustave Thibon, habla sobre los temas que hoy en día nos preocupan a todos: la felicidad, aceptar el destino, quererse a uno mismo, valorar las pequeñas cosas y ser feliz con lo que se tiene, así como sobre otros muchos problemas de la vida cotidiana.

Pero lo que ahora nos interesa es la diferencia entre equilibrio y armonía, pues no significan lo mismo. En la RAE podemos leer esta definición de *equilibrio*: «Estado de un cuerpo cuando fuerzas encontradas que obran en él se compensan destruyéndose mutuamente». Es decir, existe una estabilidad porque las fuerzas se anulan entre sí.

En el caso de la armonía, este mismo diccionario nos habla de la «proporción y la correspondencia de unas cosas con otras en el conjunto que componen». Sin duda, una definición algo fea para una palabra tan

Las hormonas trabajan en un proyecto común, apoyándose y corriendo, por ejemplo, para suplir las carencias de otras.

bonita. Así que podemos mejorarla destacando que en el caso de las hormonas no hablamos de enfrentamientos, sino de que todas ellas trabajan en un proyecto común, apoyándose y corriendo, por ejemplo, para suplir las carencias de otras. Tal vez esta visión un tanto romántica de nuestro organismo sea fruto de lo mucho que me gustaba la serie *Érase una vez... El cuerpo humano* cuando era una niña.

En definitiva, lo que queda claro es que entre todos los personajes que participan en la función del sistema endocrino debe existir una unidad, todos deben bailar al mismo son y seguir el mismo objetivo, conseguir un organismo saludable. Ya sea en equilibrio o en armonía.

Un árbitro

Como hemos visto, tanto hormonas como neurotransmisores son mensajeros que llevan una orden de un órgano a otro. Algunas trabajan de forma constante, como las tiroideas para regular el metabolismo, y otras en momentos puntuales, como por ejemplo la leptina cuando el estómago está lleno o la dopamina cuando logramos un objetivo.

Estos mensajeros también interactúan con otras sustancias que circulan por el mismo torrente sanguíneo, como pueden ser los minerales y las vitaminas. Así pues, la decisión de cuánta leptina o cuánta oxitocina necesitamos exactamente en cada momento es una de las más cruciales, ya que un poco más o un poco menos altera tremendamente el resultado.

Esto es lo más parecido a hacer un pastel. Todos los amantes de la cocina saben que la repostería es de lo más delicado. En un guiso podemos echar la sal a ojo con la seguridad de que luego podremos rectificar. Incluso si nos hemos pasado podemos añadir un poco más de agua, unos minutos más de «chup, chup» y problema solucionado. Pero en la repostería todo se mide, todo se calcula, todo va al detalle para que el sabor, la textura y la consistencia sean los adecuados. Solo así las magdalenas subirán lo suficiente, las galletas no quedarán duras o el merengue quedará bien firme en su sitio.

Cuando hablamos de hormonas, un «error de cálculo» se traduce en diferentes patologías, por lo que la secreción hormonal se encuentra sometida a estrictos mecanismos de regulación. Solo así se puede asegurar una respuesta precisa a los diferentes estímulos, tanto internos como externos.

> La secreción hormonal se encuentra sometida a estrictos mecanismos de regulación. Solo así se puede asegurar una respuesta precisa a los diferentes estímulos.

¿Quién decide cuándo se aumenta o disminuye la producción de las hormonas para adaptar al organismo a las necesidades en un momento dado?: la glándula pituitaria. También conocida como «glándula maestra», es la que regula a otras glándulas y a otros órganos, como explican desde la Utel, Universidad en Línea de México.[21]

Ella es la gran jefa. Tal vez por eso esté situada en la parte más escondida del cerebro, bien protegida y justo debajo del hipotálamo. En este centro de mandos se toman las decisiones que afectan a las hormonas, pero también a todo el organismo por su efecto cadena. Y es por esa relación tan estrecha que existe entre todos los órganos del cuerpo por lo que es tan necesario que exista un equilibrio o una armonía.

Por supuesto, ese estado ideal de armonía y equilibrio se rompe casi constantemente. En muchas ocasiones, las consecuencias no son graves y puede que ni seamos conscientes de su repercusión, al menos a corto plazo.

> El estado ideal de armonía y equilibrio entre las hormonas se rompe casi constantemente.

Y aquí va un ejemplo con el que podemos sentirnos muy identificados. Después de un gran esfuerzo (de cualquier tipo), quedamos con unos amigos en una terraza y nos tomamos una bebida que contiene alcohol. O tal vez hemos quedado para cenar y nos apetece una copa de vino. Nada más sentarnos y pedir, ya comienza

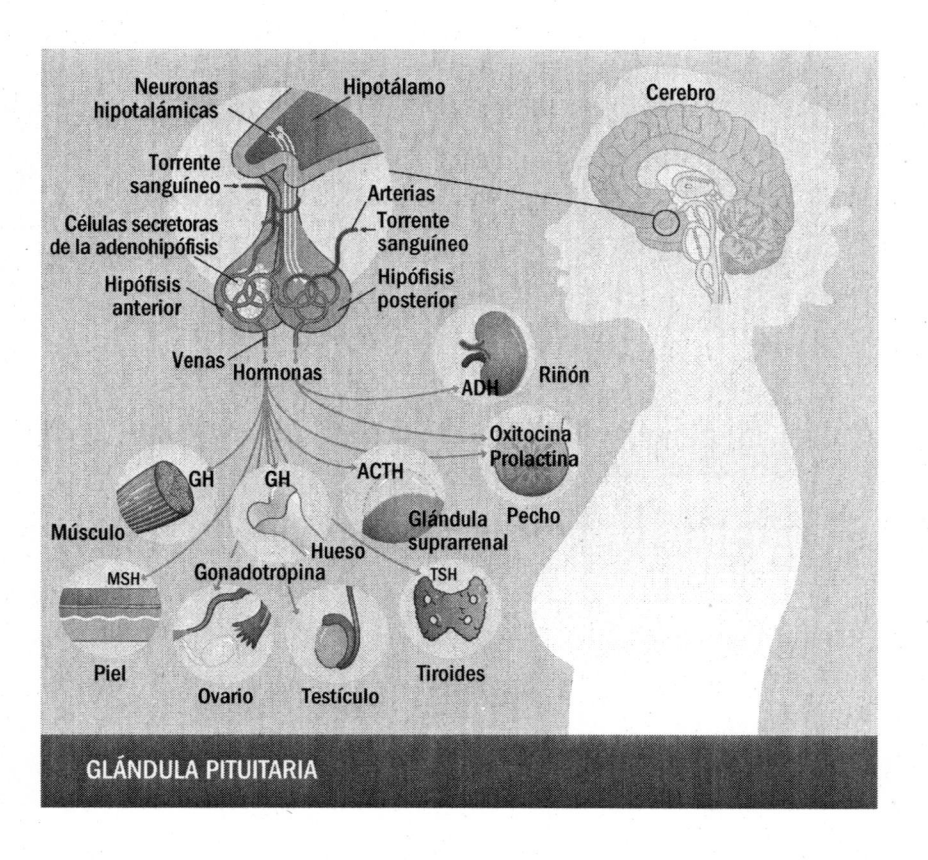

GLÁNDULA PITUITARIA

el derroche de dopamina, «la hormona del placer», del reconocimiento y de los premios. El consumo de alcohol de forma moderada y ocasional por parte de una persona sana no tiene una mayor repercusión. Pero deberíamos saber que el alcohol impide la liberación de la hormona ADH, que regula la producción de orina. Por eso, cuando consumimos alcohol vamos más al baño, y por eso, al día siguiente, tenemos resaca, que se manifiesta con mucha sed y dolor de cabeza. Si hemos tomado muchas copas y la resaca es considerable, el dolor provocará una respuesta de estrés que a su vez puede desencadenar numerosas respuestas fisiológicas en el organismo. Ante el estrés ya sabemos que aumenta el cortisol y este arrasa allí por donde pasa. Aquí la armonía ha saltado por los aires.

Como decía, hay casos en los que está relativamente claro qué ha pasado y por qué. Y también en los que las consecuencias no van más allá de una mañana KO. Pero en otros casos no es tan fácil saber lo que ha pasado, y ese desequilibrio se camufla entre otros síntomas de otras muchas patologías, con lo que cuesta llegar a un diagnóstico.

Resumo a continuación algunas señales que manda nuestro cuerpo cuando entre nuestras hormonas no reina la armonía.

SEÑALES DE UN DESEQUILIBRIO HORMONAL

Pérdida o aumento de peso

Fatiga

Debilitamiento y dolor muscular y en las articulaciones

Disminución del deseo sexual

Infertilidad

Depresión

Pérdida de cabello

Deposiciones frecuentes

Ansiedad o irritabilidad

Aumento o disminución del ritmo cardíaco

Aumento del apetito

Mayor sensibilidad al calor o al frío

Insomnio o hipersomnia

Está claro que cuando se rompe ese equilibrio hay unas consecuencias tanto físicas como emocionales. Repasarlas todas sería imposible, al menos en un libro como este, así que me voy a centrar en las más comunes para hacernos una idea.

Empezamos por las físicas y seguimos con las emocionales.

CONSECUENCIAS FÍSICAS DE ROMPER EL EQUILIBRIO HORMONAL

Cambios en la salud reproductiva: en las mujeres, un desequilibrio hormonal puede causar irregularidades en el ciclo menstrual, amenorrea (ausencia de menstruación) o menopausia precoz. En los hombres, puede manifestarse como disfunción eréctil o reducción en la producción de esperma, así como en una disminución de la libido.

Problemas en piel y cabello: los desequilibrios hormonales pueden causar acné (por ejemplo, en los adolescentes), piel grasa o sequedad, así como la pérdida de cabello en ambos sexos. Esto es más común en los hombres (alopecia androgenética) y es una consecuencia más de que algo falla en el sistema endocrino.

Problemas metabólicos: lo podemos ver en ambos sexos y volvemos a hablar de aumento de peso, resistencia a la insulina y su correspondiente diabetes tipo 2 o problemas de tiroides. Aquí se incluye la mayor probabilidad que tienen las mujeres que sufren el síndrome de ovario poliquístico (SOP) de presentar resistencia a la insulina o unos niveles de colesterol alto.

Trastornos del sueño: determinadas alteraciones hormonales pueden provocar insomnio o trastornos del sueño, lo que afecta negativamente al bienestar físico y emocional. Un ejemplo sería una mujer que experimenta insomnio durante la menopausia debido a cambios hormonales, lo que puede conllevar fatiga diurna y afectar negativamente a su bienestar físico.

CONSECUENCIAS EMOCIONALES DE ROMPER EL EQUILIBRIO HORMONAL

Cambios en el estado de ánimo: los desequilibrios hormonales pueden estar asociados con cambios bruscos en el estado de ánimo, como irritabilidad, ansiedad, depresión o episodios de llanto inexplicables. Podemos estar más habituados a estos cambios en las mujeres, dependiendo del momento de su ciclo menstrual, pero también se dan en los hombres.

Dificultades en la regulación emocional: los desequilibrios pueden hacer que sea más difícil controlar las emociones y aumentar la susceptibilidad, la irritabilidad y la impulsividad. Un ejemplo podría ser una persona que tiene dificultades para controlar su enojo, lo que resulta en explosiones emocionales desproporcionadas en respuesta a situaciones cotidianas.

Problemas de autoestima y confianza: los cambios físicos relacionados con los desequilibrios hormonales, como el aumento de peso o la pérdida de cabello, pueden afectar negativamente la autoestima y la confianza en uno mismo.

Dificultades en las relaciones interpersonales: los cambios en el estado de ánimo y la regulación emocional pueden llevar a conflictos en las relaciones personales, ya que las personas pueden sentirse menos capaces de manejar las interacciones sociales de manera efectiva. Un ejemplo podría ser una mujer que, debido a cambios emocionales vinculados a un desequilibrio hormonal, tiene conflictos frecuentes con su pareja o familiares debido a su irritabilidad y cambios de humor.

Síntomas psicofisiológicos: los desequilibrios hormonales pueden desencadenar síntomas psicofisiológicos como palpitaciones, sudoración excesiva y sensación de nerviosismo, lo que puede aumentar la ansiedad y el estrés percibido, hasta el punto de sentirse incluso al borde de un ataque de pánico.

Este resumen sirve para hacerse una idea del alcance de cualquier desequilibrio y para ser conscientes de hasta dónde pueden llegar las consecuencias, sobre todo si no se tratan.

De entre todas estas patologías, hay dos que siempre me han llamado la atención y cuya relación con las hormonas no siempre está del todo clara, cuando son la clave no solo para entender qué ocurre y por qué, sino también para su tratamiento. La primera es la depresión, que puede que sea algo más obvio. La segunda, el TDAH.

Depresión

Vamos con la primera, de plena actualidad, la depresión. Pero antes, un inciso. Aquí vamos a hablar de una patología, no de un sentimiento de tristeza. Hemos banalizado demasiado la palabra y la utilizamos para referirnos a estados emocionales como la tristeza o la apatía. Sentirse «de bajón» un día, no poder dejar de llorar porque un familiar ha fallecido o no querer salir de casa durante una semana porque nos han despedido del trabajo es duro, muy duro en muchas ocasiones, pero es normal. Es parte de la vida, son sus sombras, la cara B, la que siempre queremos olvidar y a la que nadie quiere llegar. Pero también es la parte de la que se aprende y la que nos hace más fuertes. El duelo tiene un proceso, y la tristeza, las lágrimas y la apatía son parte importante de este proceso, como lo son la rabia, el enfado o la frustración.

Para hablar de depresión se deben cumplir una serie de requisitos. Esto puede parecer raro, ya que da la impresión de estar quitando importancia a un problema que a una persona le parece inmenso en ese momento. Pero esto es la medicina, una ciencia en la que todo se mide. Nos recomiendan una dieta si nos pasamos de un nivel concreto de colesterol, nos toca llevar gafas al pasar de una determinada cantidad de dioptrías o nos extirpan un lunar si este cumple con unas condiciones específicas. Y lo mismo ocurre con la depresión.

Según la OMS, esos episodios depresivos deben abarcar la mayor parte del día, casi todos los días, durante al menos dos semanas.[22] Otros expertos amplían ese período a más de tres meses. Llegados a este punto, el paciente sí debe acudir a un especialista para que le hagan las pruebas necesarias y se le aconseje cuál es el mejor tratamiento.

Pero vamos a ver qué relación tienen la depresión y las hormonas y, sobre todo, con su tratamiento.

> La depresión es un fallo de comunicación entre nuestros neurotransmisores.

Para empezar, podemos decir que la depresión es un fallo de comunicación entre nuestros neurotransmisores. Así de simple o de complicado.

El mecanismo de acción de las hormonas y los neurotransmisores es complicadísimo y todo tiene nombres larguísimos. Voy a resumir y simplificarlo al máximo.

En el caso de la depresión, el problema no es que nuestro organismo fabrique poca serotonina, sino que los neurotransmisores no son capaces de captar el mensaje.

Como hemos visto en el primer capítulo, los neurotransmisores solo viajan entre las neuronas que están cercan. La comunicación entre neuronas se denomina *sinapsis* y para que funcione se deben cumplir varios requisitos, el primero de los cuales es que una envíe el mensaje y otra lo reciba.

El problema es que el proceso de recibir un mensaje no es sencillo. Podemos decir que la receptora tiene varios buzones y hasta que todos esos buzones no estén llenos no tendrá el mensaje completo. Es decir, no le vale con tenerlo en varios, debe estar en todos. Como la emisora lo sabe, lanza muchísimos sobres, y así es más fácil.

Pero como en todo, esta teoría a veces falla. Y cuando en estos fallos de comunicación el mensaje es precisamente la serotonina, estamos ante un caso de depresión.

Esto es lo que se conoce como *deficiencia de neurotransmisores monoaminérgicos* y forma parte de la definición clásica de la depresión y en la que se basan la mayoría de los fármacos que hoy se utilizan para combatirla.

En el caso de la depresión, el problema no es que nuestro organismo fabrique poca serotonina, sino que los neurotransmisores no son capaces de captar el mensaje. Por eso, ante una persona con depresión no valen las típicas frases de «busca algo que te guste» o «sal y que te dé el aire, que seguro que mejoras». Por mucho que esa persona haga cosas que le gusten o reciba estímulos que antes producían una sensación placentera, ahora hay un problema de comunicación y sus neurotransmisores no son capaces de recibir el contenido de ese estímulo. Por eso, una frase muy habitual al hablar con personas que sufren depresión es el «ya no me hace ilusión lo que antes sí» o «eso ya no me motiva» o «he perdido el interés en…», y así podríamos seguir un rato, pero el concepto es el mismo. El error no se produce al recibir el estímulo, sino al procesarlo.

Sobre la depresión hay muchísimas teorías, tanto sobre el porqué aparece como acerca de los tratamientos, o incluso sobre el concepto de depresión en sí. Aun así, uno de los fármacos más utilizados son los inhibidores selectivos de la receptación de la serotonina (ISRS).

La «gracia» de estos fármacos es que funcionan en el proceso de captación; no generan más serotonina. Y esto siempre me ha parecido muy curioso, porque no es el proceso clásico que siguen otros fármacos. Por ejemplo, si tenemos anemia y nos falta hierro, nos dan una dosis extra y solucionado. Si nuestra tiroides no produce suficientes hormonas, nos recetan una pastilla con la hormona creada en un laboratorio para así llegar a los niveles óptimos y listo. Si nos falta vitamina D, nos dan un suplemento y ya está.

Aquí no hay suplemento de serotonina. Y no porque no seamos capaces de crearla de forma artificial en un laboratorio, sino porque el problema no está en que el organismo no fabrique la suficiente, sino en que la comunicación falla y no se procesa como debería.

Volvemos a la trasmisión del mensaje, el punto en el que está el error. Cuando esa comunicación no funciona bien, la neurona receptora decide aumentar sus buzones con la idea de facilitar el proceso, cuando lo que logra es precisamente lo contrario. Por su lado, la emisora, cuando ve que hay mucha serotonina que no es absorbida, la recoge. Aquí no se desperdicia nada. El problema de comunicación sigue aumentando y la cosa se pone más fea por momentos.

¿La solución? Los inhibidores selectivos de la receptación de la serotonina. Estos fármacos impiden que se produzca la recaptación y se logra así que la neurona receptora tenga más tiempo para que sus buzones se llenen, tal como explican los profesionales de la Clínica Mayo.[23]

Como tantas veces, los problemas no se solucionan con más medios, simplemente con más tiempo.

Por eso, los tratamientos con antidepresivos son largos. Primero deben dejar tiempo a que el emisor mande muchos mensajes, después, el receptor irá tomando y procesando, por fin, el mensaje y, por último, deberá regular su cantidad de buzones para volver a un número que pueda manejar sin necesidad de una saturación de serotonina a su alrededor. Por eso también se deben retirar de forma paulatina.

Repito que este es el enfoque más clásico y el más habitual para entender y tratar la depresión. Como psicóloga, creo que es imprescindible acompañar con terapia cualquier tipo de tratamiento farmacológico. Y así, una vez más, los especialistas debemos trabajar de la mano y entender que cualquier desajuste debe ser tratado desde diferentes perspectivas.

La depresión es una enfermedad muy compleja, tanto que tras siglos de estudios sigue presentando partes tan oscuras como lo es sufrirla. En esta época que vivimos, en la que a la depresión ya se la considera pandemia, tener unas nociones básicas es imprescindible, tanto para conocer cuál es la mejor forma de tratar a los demás como para empatizar. Te recomiendo el libro titulado *El demonio de la depresión*.[24] Su autor, Andrew Solomon, pasó por una depresión y se informó tanto sobre tratamientos como sobre fármacos mientras entrevistaba y conocía a otras personas que habían atravesado situaciones similares. Un trabajo que le valió el National Book Award y fue finalista del Premio Pulitzer. Casi nada.

Trastorno por déficit de atención - TDAH

Vamos con la segunda. Si somos padres de un niño que está en educación infantil seguro que estamos asombrados con la cantidad de veces que hemos escuchado hablar de TDAH desde que nuestro hijo puso un pie en el aula. Sin querer restar un ápice de importancia a este problema neurológico, desde hace unos años parece que los TDAH están

> Hoy sabemos que en el cerebro de niños con TDAH hay varias hormonas y neurotransmisores que no funcionan bien.

de moda. Y que nadie se enfade porque, aunque suene triste, las enfermedades también pasan por modas. En los años 80 y 90, ¿cuántos niños con pies planos había en nuestra clase? Y, ahora, ¿cómo puede ser que jóvenes que cuentan cómo han sido diagnosticados de SIBO (un problema digestivo) sean virales y acumulen millones de reproducciones en redes sociales?

Volviendo al TDAH y a su incidencia en las aulas. Según la Sociedad Española de Pediatría, la prevalencia en niños y adolescentes españoles oscila entre el 4,9% y el 8,8%, lo que se traduce en que, si la ratio oficial en una clase de educación infantil es de 25 niños, en cada una habrá entre 1,5 y 2 niños con TDAH.

Con este panorama, ya va siendo hora de que empecemos a intentar conocer el problema. Para entender el comportamiento de esos niños y/o adultos y las situaciones más comunes que se producen en sus casas, debemos aprender algunas particularidades sobre cómo trabaja su cerebro.

TDAH responde a las siglas de trastorno por déficit de atención y/o hiperactividad. Los síntomas son variados, más aún dependiendo de la edad, pero, en general, entrarían todos esos niños que no se están nunca quietos y se entretienen con el paso de una mosca. Hoy sabemos que en sus cerebros hay varias hormonas y neurotransmisores que no funcionan bien, ya sea presentando un déficit o un aumento de niveles ante determinados estímulos. Como ya hemos comentado, cuando esa preciosa armonía se rompe se produce una reacción en cadena que arrasa tanto con lo físico como con lo emocional.

En este caso, las protagonistas son la noradrenalina (amiga íntima de la adrenalina), la serotonina y la dopamina. A la primera está claro que la vamos a culpar de la hiperactividad. Esta hormona, que también actúa como neurotransmisor (recuerda que la diferencia principal es que viajan por el torrente sanguíneo y pueden llegar más lejos y comunicarse con la neurona que está a su lado), es la responsable de las respuestas automáticas, como pueden ser los reflejos. Asimismo, ayuda al organismo a mantener un nivel de alerta y es responsable de algunos gestos impulsivos. También está implicada en la regulación del sueño y en el proceso de memorizar, por nombrar algunas de sus funciones. Así pues, cuando los niveles no son los correctos y en el organismo hay más noradrenalina de la cuenta, se presentan conductas impulsivas (que pueden llegar a ser agresivas), ansiedad, dificultad para controlar los tiempos y poder esperar, nerviosismo, etc.

Al contrario de lo que se pueda creer, el TDAH no se cura, pero sí se puede reducir y mejorar la calidad de vida de quienes lo sufren. La clave es aprender a aceptar las normas sociales establecidas y a controlar estos impulsos (en diferente medida). Así pues, esa hiperactividad sí puede rebajarse, pero hay otros aspectos que permanecen. Los adultos con TDAH suelen ser más desorganizados, impulsivos, hablan muy rápido, les cuesta mantener la atención, sobre todo en temas que no les interesan, etc.

Otro rasgo característico, y que se da en todas las edades, es la inestabilidad emocional. Los cambios de humor están provocados por la gran fluctuación de los niveles de serotonina, la «hormona de la felicidad». Al igual que ocurre con la depresión, aquí también hay un fallo de comunicación, pero ahora podemos hablar de interferencias momentáneas. Es decir, son fallos pasajeros que pueden ocurrir ahora y no dentro de un rato, motivo por el que esa persona puede estallar ante un hecho que hace cinco minutos le ha dado totalmente igual.

Y vamos con la dopamina. Puede ser a la que menos atención se le preste, pero es una de las más importantes

Al contrario de lo que se pueda creer, el TDAH no se cura, pero sí se puede reducir y mejorar la calidad de vida de quienes lo sufren.

> Los niños con TDAH no generan tanta dopamina, por lo que necesitan un estímulo mucho mayor para alcanzar ese placer que nos regala el subidón de esta hormona.

tanto en el día a día como en el futuro de los niños con este trastorno.

Recordemos que la dopamina es la «hormona de la recompensa», la que nos regala ese momento de placer cuando hemos cumplido un objetivo. Pues bien, los niños con TDAH no generan tanta dopamina, por lo que necesitan un estímulo mucho mayor para alcanzar ese placer que nos regala el subidón de esta hormona.

Así pues, cuando a un niño sano se le dice que al terminar la tarea se le dará un caramelo, conforme vaya viendo el final ya irá sintiendo esa dopamina y ese placer. Sabe distinguir cuando la recompensa se acerca y la valora. Por el contrario, cuando los niveles de dopamina están alterados, su visión es totalmente diferente. Para los niños con TDAH, el caramelo es poca recompensa, el final está muy lejos y la frustración se apodera de ellos.

Los niños y jóvenes con TDAH siempre parecen estar desganados, sin motivación, no hay nada que parezca captar su atención y solo hay ciertos estímulos que los sacan de este letargo, los más intensos.

El neuropediatra Manuel Antonio Fernández decidió especializarse en Neurología Pediátrica, precisamente, para estudiar más a fondo los casos de trastorno del comportamiento y el aprendizaje. Ha creado una web muy completa que seguro es un gran apoyo para aquellas familias que lidian con este problema en casa, ya que explica de forma clara la razón por la que los niños se comportan de esa forma inexplicable para nuestro cerebro.

En un vídeo de YouTube,[25] este pediatra explica de manera muy sencilla por qué estos niños son más propensos a caer en adicciones. La primera y más común son los videojuegos. Y aunque parezca que el mal no es más que una pérdida de tiempo o la exposición prolongada a las pantallas, la realidad es distinta. Esos picos de dopamina que los TDAH logran con los videojuegos (que por otro lado no requieren de interacción) son comparables a los que un adulto obtiene con drogas como la cocaína. Y sí, estos niños serán mucho más vulnerables a las adicciones.

¿En qué consiste el tratamiento? Muchas veces, por desconocimiento puro, he oído decir que se le daba «una pastillita al niño» para que se relaje. Y no, el tratamiento no pasa por atontar al niño para que esté tranquilo y preste atención. Aunque bien es cierto que existen varios fármacos y estos dependen de gran medida de lo que rodea a esta enfermedad (si está más activo o es más apático), el objetivo suele ser regular la dopamina. Si se logran subir los niveles de la «hormona del placer», se rebajará la frustración que lleva al abandono, el desinterés y también a la adicción. Por supuesto, como psicóloga, siempre aconsejo que ese tratamiento se acompañe de un abordaje psicoterapéutico y psicoeducativo.

Estos han sido dos ejemplos de cómo el desajuste de una hormona o un fallo en la recepción del mensaje que estas hormonas envían puede provocar un desarreglo a nivel global. Y de ahí la importancia de trabajar en lograr el equilibrio y la armonía. Porque si no existe una patología que lo impida, nosotros mismos podemos contar con herramientas útiles que nos ayuden a que reine la armonía entre nuestras hormonas. ¡Vamos con ello!

> **Nosotros también podemos contar con herramientas útiles que nos ayuden a que reine la armonía entre nuestras hormonas.**

CAPÍTULO 12

Los bocados favoritos de las hormonas

«DIME LO QUE COMES Y TE DIRÉ QUIÉN ERES». Esta frase que parece sacada de cualquier libro contemporáneo y que podría ser el título de un *post* sobre nutrición, la escribió Jean Anthelme Brillat-Savarin[26] en la segunda mitad del siglo XVIII. Este jurista francés dedicó parte de su vida a escribir sobre gastronomía, pero no desde el punto de vista práctico, sino haciendo hincapié en otros temas como la necesidad de ingerir alimentos de calidad o cómo clasificar a las personas dependiendo de lo que ofrecen a los invitados que acuden a su casa.

En general, es una obra que cualquier *bon vivant* debería tener como libro de cabecera, pero también es interesante apreciar cómo ya en aquella época se era consciente de cómo la alimentación repercute en muchos aspectos más allá del puro hecho de alimentarnos para nutrirnos. Y no habla solo de los grandes banquetes reales, sino de todo lo que rodea a la gastronomía.

La comida es mucho más que ingerir nutrientes. Desde su preparación, los olores que desprende, los colores del plato, los sabores, si está fría o caliente, si hay mezcla de texturas… Una simple receta puede despertar recuerdos, nos puede hacer salivar o también provocar una gran sensación de rechazo; hay productos que

La comida está íntimamente ligada a las emociones. Y como no podía ser de otra forma, también juega un papel fundamental en la regulación de las hormonas.

nos entran por los ojos y otros que nos ganan por sus aromas.

Nadie puede negar que la comida está íntimamente ligada a las emociones. Y como no podía ser de otra forma, también juega un papel fundamental en la regulación de las hormonas y su papel a la hora de controlar diferentes procesos de nuestro organismo. En algunos casos, la influencia de las hormonas es directa, es decir, intervienen en el propio proceso digestivo o en aspectos íntimamente ligados con él. Por ejemplo, la insulina, imprescindible para regular el azúcar en sangre y obtener energía, o las inseparables grelina y leptina.

Pero también las hay que tienen un papel secundario en el proceso. Secundario en el sentido de que no afectan a la obtención de nutrientes ni colaboran a la hora de segregar un elemento que ayude a hacer la digestión o comer propiamente dicho. En este grupo incluimos a otras hormonas como la serotonina y su capacidad para hacernos sentir bien cuando ingerimos algo que nos gusta, y también a la dopamina, la llamada «hormona de la recompensa», que se activa al darle ese bocado a nuestro plato preferido.

Y así podemos enlazar con el poder de la comida a la hora de manejar nuestro bienestar. La comida puede hacernos felices y que estemos sanos o dañar nuestra salud mental y física y, por lo tanto, afectar a nuestro estado de ánimo.

De hecho, al pensar en una mala alimentación no solo hay que centrarse en una malnutrición o en un abuso de ciertos alimentos que nos pueden llevar a un sobrepeso. Aquí también entran los trastornos alimenticios, problema que relaciona directamente la

La comida puede hacernos felices y que estemos sanos o dañar nuestra salud mental y física.

parte física con la emocional. La relación entre la alimentación y la imagen corporal, la autoestima y la ansiedad conlleva cierto tipo de patologías, desde la anorexia hasta la obesidad y, como consecuencia directa, un desequilibrio hormonal.

Que la alimentación tiene un papel fundamental en nuestra salud física es algo que todos sabemos. Si comemos muchas grasas nos sube el colesterol, con mayor sobrepeso tenemos una mayor probabilidad de sufrir un accidente cardiovascular y la falta de fruta y verdura se traduce en problemas digestivos como el estreñimiento. Estas son algunas verdades que todos podemos afirmar sin necesidad de ser médicos.

Como comentaba antes, la alimentación también tiene un gran impacto en la salud mental. Por ejemplo, la alimentación puede influir directamente en el estado de ánimo. Y no solo porque comer alimentos que nos gustan nos produzca placer, sino también por el dominó de acciones que se produce tras el primer bocado. Así, la ingesta de azúcares refinados y grasas saturadas provoca fluctuaciones en los niveles de glucosa en sangre, lo que a menudo se traduce en cambios en el estado de ánimo, como la irritabilidad y la fatiga. Esto se aprecia claramente en los niños y seguro que los progenitores ya lo han entendido. Si no es nuestro caso, preguntémosle a uno sobre esos subidones de azúcar con los que sale cualquier niño después de una fiesta de cumpleaños. No hay suficiente calle para que corran… En el extremo contrario, el bueno, está la dieta equilibrada y rica en nutrientes que ayuda a lograr un estado de ánimo más estable y positivo.

Y de igual manera que determinados alimentos nos excitan demasiado o nos inflaman, también ocurre en sentido inverso. Es decir, es nuestro estado de ánimo el que puede influir en conductas más o menos saludables relacionadas con la alimentación. Y así llegamos, por ejemplo, a cómo la ansiedad nos «exige» comer determinados alimentos, o a esa hambre emocional de la que ya hemos hablado en el capítulo 10. Esa que en momentos puntuales nos obliga a utilizar la comida como arma para lidiar con el estrés, la tristeza, los nervios, la ansiedad…

Del mindfulness *al* mindful eating

Leyendo a Jean Anthelme Brillat-Savarin llegamos no solo a saber qué hay en nuestro plato, sino también cómo llega a nuestro estómago. Tan importante es vigilar los productos como la forma que tenemos de comer. No me refiero a si utilizamos bien los cubiertos y colocamos la servilleta en el lugar correcto, tampoco quiero saber si somos capaces de pelar una gamba o una naranja con cuchillo y tenedor.

Lo que realmente me interesa es:

· Cuánto tiempo tardamos en comer.
· Qué hacemos mientras cenamos.
· Cuánto tiempo reservamos para el desayuno.

La mayoría de las personas no se concentran en comer, en masticar, en saborear...

El ritmo frenético que llevamos hoy en día no solo nos obliga a llevar el turbo activo desde que suena el despertador, sino que también nos empuja a la multitarea. Que levante la mano quién come delante del ordenador o quién aprovecha para «desconectar» del trabajo viendo una serie en el móvil si está en casa. ¿Queda alguien en la sala sin levantar la mano? Entre ellos estarán parte de los afortunados que comen en compañía (sea esa compañía agradable o no). En su caso, o están metidos en una conversación o en sus propios pensamientos. A lo que quiero llegar es que la mayoría de las personas no se concentran en comer, en masticar, en saborear más allá del primer bocado, en tomarse el tiempo necesario.

Tan de moda que está el *mindfulness*, la vida consciente y esos momentos de autocuidado y meditación que parece que solo pueden disfrutarse en un espacio sin ruido, con velas y poca luz, y se nos olvida lo importante: concentrarnos en lo que de verdad es importante, como, por ejemplo, comer o beber un simple vaso de agua.

Sobre este tema hay un libro del que aprendí muchísimo. Se titula *Comer atentos*, y su autor es Jan Chozen Bays.[27] De ahí asimilé la importancia de lo que llaman *mindful eating*, y que podemos definir como la alimentación consciente, que se basa en la idea de que prestar atención plena a lo que comes y cómo lo haces puede tener numerosos beneficios para la salud mental y física.

El *mindful eating* puede ayudar a reducir el estrés tan solo con centrarnos en el momento presente mientras comemos.

El primer beneficio es la conexión mente-cuerpo al fomentar la atención plena en las señales internas de hambre, saciedad y las preferencias alimenticias, lo que puede ayudar a evitar comer en exceso o apegarse a patrones de alimentación poco saludables.

También está demostrado que reduce el estrés. Como psicóloga destacaría que el *mindful eating* puede ayudar a reducir el estrés tan solo con centrarnos en el momento presente mientras comemos. Adiós a comer pensando en lo que nos queda por hacer, en lo que no hemos hecho, en si cuando lleguemos a casa tenemos que *x*, en si hemos llamado a esa persona y en cómo podemos solucionar tal problema que tenemos y otros tantos que ni siquiera han llegado. Además, esta técnica ayuda a disfrutar más de nuestras comidas y reducir la ansiedad relacionada con la comida (siempre y cuando no haya una patología avanzada respecto a la alimentación).

Vamos con otro beneficio. Al fomentar una relación más saludable con la comida, la atención consciente en la alimentación puede contribuir a prevenir trastornos alimenticios como la bulimia o la anorexia, ya que se enfoca en la moderación y el respeto por las señales de hambre y saciedad del cuerpo. Y también a ayudar en el control de peso. Los psicólogos argumentan que esta práctica puede ser eficaz para controlar el peso a largo plazo. Al comer conscientemente y escuchar las señales de saciedad, es más probable que se evite el sobrepeso y la obesidad. Y no solo por la cantidad.

BENEFICIOS DEL MINDFUL EATING

Conexión cuerpo y mente

Reducción del estrés

Prevención de trastornos alimenticios

Disfrute de la comida

Mejora de la digestión

Consciencia nutritiva: alimentación saludable

Autoaceptación

Manejo de las emociones

Autoconsciencia

Control del peso

Al poner nuestra atención en el plato somos más conscientes de lo que nos conviene para nuestra estabilidad y bienestar mental y emocional. No hay lugar para atracones de comida ultraprocesada y sí más tiempo para revisar nuestra alimentación y la dieta equilibrada.

Además, al comer con atención plena, se tiende a masticar mejor los alimentos, lo que facilita la digestión y reduce los problemas gastrointestinales. Comer rápido produce más gases y es motivo de digestiones pesadas. La boca es el primer paso de la cadena digestiva por algo. Aquí los alimentos se trituran y se mezclan con la saliva para que bajen por el canal digestivo con la textura y consistencia ideales, y el estómago seguirá con el proceso. Si allí llega una bola que no ha sido trabajada previamente, al estómago se le duplica el trabajo. Es un proceso en cadena, y si un compañero no realiza su labor, al siguiente le toca el doble.

Comer de forma consciente es tan fácil como prestar atención a los sabores, olores y texturas de los alimentos, lo que puede mejorar nuestra satisfacción general con la alimentación. En nuestra próxima comida imaginemos que somos críticos de los que dan o quitan estrellas Michelin. Empecemos con lo fácil: ¿está el plato a la temperatura ideal? Después evaluemos su aspecto (admitamos que el brócoli es bonito, que el naranja de la zanahoria da buen rollo y que el amarillo del maíz en una ensalada de arroz es como ese punto divertido que añadiría un niño a un dibujo). Después analicemos su olor: ¿nos trae algún recuerdo o solo se nos ha pegado un poco el guiso? Pasamos a probarlo y toca el turno a la textura, al sabor: ¿qué predomina?, ¿está bien de sal? Y seguimos haciendo preguntas y analizando cada bocado hasta terminar el plato.

Ejercicio práctico

Si no se ve muy claro el ejemplo anterior, vamos a empezar ahora mismo con el primer tema de *mindful eating*. Vamos a la cocina y nos servimos un vaso de agua.

Beber agua es algo que hacemos todos los días, no tenemos consciencia porque es algo muy automatizado, pero en este caso nos va a dar mucho juego.

Aquí va una práctica consciente de beber agua:

Percepción de la sed	Nuestro cuerpo detecta una disminución en la cantidad de agua en nuestro sistema y envía señales a nuestro cerebro para informarnos de esta necesidad.
Decisión consciente	Una vez que somos consciente de nuestra sed, tomamos una decisión consciente de que necesitamos beber agua para satisfacerla.
Localización del agua	Ahora, debemos ubicar un vaso de agua. Podemos buscar uno en la cocina, en la nevera o en cualquier otro lugar donde sepamos que haya agua.

Atención en el movimiento corporal	Para alcanzar el vaso de agua, debemos mover nuestro cuerpo. Esto implica caminar o desplazarnos hasta donde esté el vaso.
Prestar atención a nuestros movimientos	Cómo tomamos el vaso, cómo vertemos agua en él, levantamos el vaso moviendo el brazo, notando su peso. Observamos el agua, la transparencia, si hay algo en el vaso...
Llevar el vaso a la boca	Notamos el contacto de los labios con el vaso, cómo el agua moja nuestros labios, notamos si está fría, la sensación en la boca, el contacto con la lengua, los dientes...
Tragar el agua	Notamos cómo al tragar el agua baja por la garganta poco a poco.
Por último, tomar consciencia del alivio de la sed	Nuestro cerebro recibe señales que indican que nuestro cuerpo ha recibido la hidratación necesaria.

El segundo cerebro

Ahora que hemos ingerido la comida de forma consciente, vamos a la siguiente fase del proceso digestivo para ver qué ocurre con nuestras hormonas y cómo, dependiendo de lo que suceda aquí, nos podremos sentir de una forma u otra.

En esta parte hay un protagonista principal, la microbiota, que no es otra cosa que lo que hace años se conocía como flora y que es, ahora mismo, objeto de investigación en muchísimos estudios que se están llevando a cabo.

La microbiota está formada por todos esos microorganismos que viven en nosotros y principalmente por bacterias (hay aproximadamente 40 billones de bacterias en el cuerpo humano). Al igual que las hormonas, en estos campamentos de microbiota viven diferentes organismos con funciones distintas y el único requisito para que funcionen de forma correcta es que exista un equilibrio. Es cuando una colonia de determinadas bacterias se reproduce más de la cuenta o invade un espacio que no le corresponde cuando empiezan los problemas y enfermamos.

A su vez, la microbiota es muy sensible y se altera con facilidad, y su peor enemigo es una mala alimentación. También es sensible al estrés o a la falta de sueño, por ejemplo. Y no podemos pasarnos la vida tomando probióticos para compensar el no llevar una dieta equilibrada.

Hay que distinguir entre probiótico y prebiótico. Con el primero ingerimos al organismo vivo (sí, estamos disolviendo en agua una buena cantidad de bacterias para tomárnoslas de un trago), mientras que el segundo son nutrientes para esas bacterias que ya están en nuestro organismo y que, así, pueden reponerse y recuperarse. Estos suplementos son necesarios en algunos momentos puntuales, como puede ser después de la toma de antibióticos (que destruyen por completo la microbiota) o tras enfermades concretas como una fuerte gastroenteritis.

Tener la microbiota en perfecto estado va más allá de solucionar un problema de estreñimiento, algo que sí es su trabajo y que los anuncios de yogures explotan tan bien. Una microbiota sana ayuda al sistema inmune (son muchos los virus que entran por el estómago) y también afecta a nuestro estado de ánimo.

En el artículo «La microbiota intestinal y las hormonas»,[28] la doctora Margit Koudelka desarrolla la idea ya dominante de que el intestino es nuestro segundo cerebro y se centra en este eje que cada día cobra más importancia para nuestra salud y nuestro bienestar: el eje microbiota-intestino-cerebro.

El intestino y el cerebro están comunicados y esta vía no solo se utiliza para hablar de qué nutrientes faltan o de si se tiene hambre. Dependiendo de la composición de nuestra microbiota, es decir, de qué habitantes y cómo se encuentren estos en nuestro intestino, esta mandará unas señales al cerebro que tendrán

El intestino es nuestro segundo cerebro.

unas consecuencias que afectan a varios órganos de nuestro cuerpo, incluido el sistema endocrino.

«Además de las glándulas endocrinas, es decir, las glándulas que producen hormonas y las vierten directamente en el torrente sanguíneo, el microbioma (se entiende como una comunidad de diferentes microorganismos que ocupa un entorno particular, ya sea el intestino o la vagina) también está atrayendo la atención como productor de mensajeros químicos y, por tanto, en desempeñar un papel importante en los cambios fisiológicos de nuestro organismo. En consecuencia, la interacción de las bacterias intestinales no solo tiene una influencia significativa en las enfermedades metabólicas como la diabetes de tipo 2 o la obesidad. Una flora intestinal desequilibrada también puede favorecer las enfermedades inflamatorias y autoinmunes, así como la formación de tumores, y ser un importante factor de influencia en las enfermedades endocrinas (hormonales)», remarca esta doctora austríaca.

Entre todas esas hormonas que se pueden ver afectadas por el estado de la mircrobiota se encuentran algunas de las que pertenecen al equipo de las «hormonas del bienestar», en concreto la dopamina y la serotonina, pero también la «hormona del sueño», la melatonina. Y ya sabemos cómo estas hormonas influyen en todas las situaciones de nuestra vida.

«Cuando la microbiota intestinal está sana, el cuerpo produce la cantidad necesaria de la enzima ß-glucoronidasa (especialmente en los ovarios), responsable de regular los niveles de estrógeno. Sin embargo, una microbiota dañada puede modificar la actividad de esta enzima, lo que provoca un suministro insuficiente o excesivo de estrógenos libres. Las enfermedades que pueden derivarse de ello son la endometriosis, el cáncer de mama y de próstata y el síndrome de ovario poliquístico (SOP)», destaca Margit Koudelka.

Este síndrome del ovario poliquístico afecta a un 10% de las mujeres de nuestro país en edad fértil y entre sus síntomas más destacados se encuentran menstruaciones irregulares y problemas de fertilidad. Cada día está más clara la relación entre nuestra microbiota y esta dolencia.

La dieta ideal

En muchísimas ocasiones, cuando leo artículos en los que se habla de alimentación y de los problemas derivados de una falta de determinados nutrientes o del exceso de otros, me llego a agobiar y me hago un par de preguntas: entonces, ¿qué como? y ¿cuál es la dieta perfecta? Hay que dejar de darle tantas vueltas al tema porque la dieta perfecta no existe, o al menos todavía no han dado con ella.

Hay varias pruebas que lo demuestran. Se han llevado a cabo experimentos o ensayos en personas reales a las que se les ha diseñado una dieta y sí, han mejorado en algunos aspectos, pero han empeorado en otros. Uno de los mejores estudios sobre este tema se puede ver en un documental producido por la BBC. No es nada técnico y sí muy ameno, así que lo recomiendo. El título es *Vegano vs Carnívoro*.[29]

Los protagonistas son dos gemelos idénticos que, por supuesto, están sanos. Durante 12 semanas uno se convierte en vegano y retira de su dieta todo lo que procede de un animal, y el otro se centra en ser 100% carnívoro (sigue igual). En ambos casos se calculan las raciones para que consuman las mismas calorías y también realizan los mismos ejercicios con la misma intensidad.

¿El resultado? Inicialmente, para mí fue una sorpresa, porque las diferencias entre ambos no eran sustanciales tras la prueba. Es decir, no hubo una gran diferencia de peso. Pero sí hubo un cambio que no era tan visible, pero captó la atención de los investigadores y arrojó luz a todo este tema de las dietas.

El gemelo que cambió de dieta y siguió una basada en el veganismo sufrió una caída drástica de los habitantes de su microbiota. Y ahora que sabemos lo importante que son esos grupos de bacterias y compañeros para nuestra salud, podemos evaluar este cambio. El responsable de la investigación afirmó que el gemelo vegano era ahora mucho más propenso a enfermar, por ejemplo.

La conclusión a la que se llegó con este documental/experimento está clara: cuanta más variada sea nuestra dieta, más fuerte y poblada tendremos la microbiota, con todo lo que ello conlleva desde el plano físico hasta el emocional.

Los nutrientes de nuestra salud mental

Después de afirmar que la dieta ideal no existe, sí me gustaría recomendar un menú que contiene los ingredientes ideales para lograr una microbiota equilibrada y, por lo tanto, un sistema endocrino fuerte. Te explico el porqué de cada producto.

MENÚ PARA LOGRAR EQUILIBRIO HORMONAL
DESAYUNO
Kéfir / yogur
Kiwi / Arándanos
Almendras
Semillas de lino / Semillas de chía
Agua con limón y jengibre

¿Qué es lo importante de este desayuno? Que se incluyen probióticos naturales como los presentes en el yogur o en el kéfir.

Recomendación: Que sean siempre naturales, y si no se puede evitar, añadimos un poco de azúcar, será menos de la que contienen las versiones azucaradas.

Fruta sí, pero si es de colores brillantes mejor. Y por eso he puesto arándanos. Su secreto se llama *polifenoles*, una sustancia que está presente en todos los alimentos de origen vegetal, pero, para que sea sencillo, los que tienen colores fuertes tienen todavía más. Y esto tiene múltiples beneficios para nuestra salud por sus efectos sobre el estrés oxidativo y por sus propiedades antiinflamatorias, antimicrobianas, antivirales, anticarcinogénicas, cardioprotectoras, citoprotectoras y neuroprotectoras. ¡Casi nada!

Pero todavía hay más. Se ha visto que pueden modular la composición de la microbiota impidiendo el desarrollo de ciertos grupos bacterianos potencialmente patógenos y favorecer el crecimiento de bacterias beneficiosas, tal y como expone la nutricionista Isabel Morillo en un artículo titulado «Polifenoles y microbiota: Una sinergia clave para la salud».[30]

COMIDA
Brócoli con quinoa
Pollo
Manzana
Chocolate negro

¿Qué es lo importante de esta comida? Por una parte, que incluye otros dos tipos de vegetales, necesarios para cumplir la recomendación de muchos expertos que aconsejan llegar hasta 30 diferentes para asegurarnos la salud de nuestra microbiota. Así que, cuando vayas a la frutería, pide un poco de todo y será más fácil.

De guarnición he puesto quinoa porque es uno de los cereales (para ser exactos es un pseudocereal) que más proteínas aporta y muchos la consideran una bomba de nutrientes. En este caso había que incluir un carbohidrato para aumentar los niveles de triptófano en el cerebro. El triptófano es un aminoácido esencial y un precursor de la serotonina, es decir, que se convierte en serotonina en el cuerpo. Alimentos como el pavo, el pollo, el salmón, los huevos, los lácteos, las legumbres y las nueces son fuentes de triptófano y sí, también los plátanos. Es decir, este tipo de alimentos nos dan energía y nos hacen felices.

El chocolate negro tiene la capacidad de aumentar los niveles de oxitocina y endorfinas, lo que puede inducir una sensación de bienestar. Además, es tremendamente saciante, por lo que terminar una comida ligera con un cuadrito de chocolate negro nos ayuda a sentirnos mucho mejor casi de forma automática.

MERIENDA
Nueces
Fresas / Naranja
0
Zanahoria con hummus

¿Qué es lo importante de esta merienda? De nuevo incluimos otra fruta diferente, y en este caso vamos a apostar por dos de las que pueden presumir de un mayor contenido de vitamina C. Esta, además de ser famosa por su apoyo al sistema inmune, junto con la vitamina E protege al cerebro del estrés oxidativo y puede tener un efecto protector contra la depresión y otros trastornos del estado de ánimo. Así incluimos otra buena dosis de antioxidantes.

Las nueces, al igual que los huevos o los lácteos, contienen fenilalanina, que contribuye a la producción de dopamina y nos ayuda a concentrarnos y motivarnos. En la hora de la merienda o en cualquier momento que la energía decae, los frutos secos en general son una excelente opción, ya que nos aportan energía y ese chute que sube el ánimo cuando empieza a decaer al sentirnos más cansados.

CENA
Ensalada de espinacas
Aguacate
Salmón
Chocolate negro

¿Qué es lo importante de esta cena? De nuevo hemos añadido más vegetales diferentes, de manera que incluir seis en un día es posible si jugamos bien con las combinaciones y los colores.

El salmón siempre se ha proclamado como el gran salvador del sistema cardiovascular gracias al famosísimo omega-3. Se ha demostrado que los ácidos grasos omega-3, que se encuentran en pescados grasos como el salmón, pero también en las sardinas, el atún o la trucha, tienen efectos positivos en la salud mental. Pueden reducir la inflamación y mejorar la comunicación entre las células nerviosas en el cerebro, lo que beneficia a personas con trastornos del estado de ánimo.

Por cierto, comer en compañía puede promover la liberación de oxitocina, ya que esta hormona se asocia con la formación de vínculos y la conexión interpersonal. Así que la próxima vez que quedéis con amigos, ¡apagad el móvil, compartid y disfrutad!

¡Atención!
Hay que tener en cuenta que las necesidades dietéticas varían de persona a persona y es importante adaptar la dieta a nuestras preferencias personales y necesidades específicas. Además, es aconsejable consultar a un dietista o profesional de la salud antes de hacer cambios significativos en la dieta.

El azúcar, el gran enemigo

Antes de cerrar el capítulo sobre la alimentación y su relación con las hormonas y nuestro bienestar emocional, quiero dedicarle un poco de atención al azúcar y recordaros el efecto que tiene el consumo de azúcares añadidos en el estrés y la ansiedad.

Las fluctuaciones en los niveles de azúcar en sangre (ya sea por azúcar refinado o por los carbohidratos simples) pueden conllevar rápidos picos y caídas en los niveles de azúcar en sangre. Cuando los niveles de azúcar en sangre caen bruscamente, podemos experimentar síntomas como irritabilidad y fatiga, que son comunes en la depresión y la ansiedad.

Por otro lado, está la inflamación. El consumo excesivo de azúcar se ha asociado con un aumento de la inflamación en el cuerpo y con la inflamación crónica, que puede desempeñar un papel en la patogénesis de la depresión y la ansiedad, ya que se ha observado que la inflamación afecta a la función cerebral y al bienestar emocional.

Obviamente, también se producen cambios en la microbiota intestinal. El azúcar puede influir en su composición, lo que a su vez puede afectar la comunicación entre el intestino y el cerebro.

Por último, hay que destacar que el consumo excesivo de azúcar a menudo va acompañado de una ingesta deficiente de nutrientes esenciales, como las vitaminas del grupo B, el zinc y los ácidos grasos omega-3. Estos nutrientes son importantes para la función cerebral y la regulación del estado de ánimo, y su deficiencia puede aumentar el riesgo de depresión y ansiedad.

Así que, cuanto menos azúcar añadido y menos ultraprocesados incluyamos en nuestro día a día mejor para nuestra salud física y mental.

EFECTOS DEL CONSUMO DE AZÚCARES AÑADIDOS EN EL ESTRÉS Y LA ANSIEDAD

Irritabilidad y fatiga (sobre todo cuando los índices de azúcar caen en picado).

Inflamación (que afecta a la función cerebral y el bienestar emocional).

Cambios en la microbiota intestinal (que afecta a la comunicación intestino-cerebro).

Suele ir acompañado de una ingesta insuficiente de nutrientes esenciales (importantes para la función cerebral y la regulación del estado de ánimo).

CAPÍTULO 13

Deporte, bienestar y felicidad

E N ESTE CAPÍTULO VAMOS A VER qué tipo de deportes o actividades varias son las más recomendables para enfocarnos hacia ese camino de bienestar y felicidad que deseamos. Esto nos servirá para elegir cuál nos conviene más en determinados momentos o, simplemente, para entender qué ocurre cuando corremos o levantamos peso. Además, ¡también he incluido algunas prácticas para que os pongáis en marcha!

Antes de empezar, comparto una cita del decatleta Bruce Jenner (que tras su reasignación de género se llama Caitlyn): «El deporte es una forma de terapia en movimiento. Ayuda a liberar la tensión, a aliviar el estrés y a mejorar el estado de ánimo». ¡Me encanta!

Seguimos: para hacer este repaso por el catálogo de los deportes disponibles los he clasificado en grupos que, más o menos, tienen las mismas características a nivel físico.

¡Empezamos!

Ejercicios aeróbicos

El primero en la lista es correr. Simple, barato y fácil. Depende de la edad que tengamos lo llamaremos de una forma distinta, pero consiste en eso, en correr.

Los requisitos para que esta actividad funcione y dé sus frutos son sencillos: correr duramente más de media hora y hacerlo a un ritmo medio. Obviamente, también hay que valorar nuestro estado físico inicial para no caer en el sobresfuerzo y los peligros que este acarrea.

Correr es tan simple como entender por qué genera tanto movimiento de nuestras hormonas. Se trata de esos reflejos o costumbres que tenemos interiorizados entre nuestros instintos más primitivos. Correr se asocia a huir, al miedo, a la supervivencia, y por eso, destapa la caja de la adrenalina. Hoy no corremos para escapar de un león ni para cazar un bisonte, pero el acto en sí despierta ese instinto.

Esto me recuerda a los bebés cuando estiran los brazos de repente. Me refiero a ese gesto que suelen hacer cuando los mueves medio dormidos o, simplemente, cuando hay un ruido que los saca de su sueño profundo. Cuando un adulto se asusta, el primer gesto es el de encogerse para proteger los órganos vitales. Pero en ellos aún está presente ese gesto de abrir los brazos que proviene de los monos y que estos hacían al sujetarse a las ramas de los árboles para no caerse.

Y es que de nuestros antepasados hemos heredado mucho más de lo que creemos, y algunos de esos instintos primitivos siguen repercutiendo en nuestro día a día.

Además de todos los beneficios que tiene correr, hay uno más que es intrínseco a la actividad en sí: el hecho de que hay que hacerlo al aire libre. El aire libre en sí ya es un extra, y si sumamos que corremos rodeados de naturaleza (un parque vale) añadimos más puntos.

Aun así, hay muchas personas a las que correr les parece aburrido, demasiado exigente y solitario. Cuando tenemos un circuito establecido y aún no mucha práctica, es fácil que nuestras piernas pongan el piloto automático y nuestra cabeza vaya por libre, con el consiguiente peligro de caer en pensamientos desagradables o los tan odiados rumiativos, esos problemas a los que les damos vueltas y más vueltas y nos roban la energía y el bienestar.

Si ese es nuestro problema, hay un ejercicio aeróbico que puede que nos encaje mucho mejor: ¡bailar! Lo podemos hacer en casa con nuestra música preferida, en una discoteca con amigos o en una clase de zumba o similar.

Si le das muchas vueltas a la cabeza, hay un ejercicio aeróbico que puede que nos encaje mucho mejor: ¡bailar!

El baile es un excelente puente entre el cuerpo y la mente. Por un lado, está claro que ejercitamos los músculos, sobre todo con ese tipo de baile/gimnasia. Pero, a la vez, tenemos que utilizar la mente para coordinar unos pasos y seguir una coreografía (también dentro de las posibilidades de cada uno). Y esto a nivel neurológico es fascinante por muchos motivos. Al aprender nuevos pasos o nuevas canciones, estamos creando nuevas conexiones neuronales, algo que cuando somos niños ocurre todo el tiempo pero que cuando nos hacemos mayores empieza a costar, y el cerebro se acartona.

El poder de la música

La música activa diversas estructuras cerebrales que liberan sustancias como la apreciada dopamina, ese neurotransmisor que causa una sensación placentera y genera un circuito de recompensa que empuja a repetir de nuevo las conductas que nos han hecho sentir bien. Por eso somos capaces de poner en bucle una canción, para repetir una y otra vez ese subidón de dopamina. Por tanto, cuanto más nos guste la canción, más dopamina liberará nuestro organismo.

Se han realizado muchos estudios sobre la música y sus efectos, y así, varios científicos y musicólogos han llegado a la conclusión de que existen melodías cuyo efecto es mayor.

Por ejemplo, el doctor Jacob Jolij, experto en neurociencia de la Universidad de Groninga, publicó un estudio en *Nature Neuroscience*[31] en el que decía haber encontrado la fórmula exacta para determinar qué canciones generan una mayor sensación de felicidad. Así, su número 1 es *Don't Stop Me Now*, de Queen. Un derroche de energía al que es complicado resistirse. Le siguen *Dancing Queen*, de los suecos ABBA, y *Good Vibrations*, de The Beach Boys. Sin duda, una lista ideal para subir el ánimo en los días más grises. A continuación, os facilito unos QR por si queréis bailar al ritmo de estas canciones en Spotify.

Pero este no es el único estudio ni el único experto que ha intentado dar con la canción que más serotonina y dopamina genera. Años antes, las Universidades de Cambridge y la de Ciudad de Nueva York realizaron un estudio en colaboración con Spotify[32] y, curiosamente, el resultado fue diferente, aunque la base era la misma. Todas las canciones contienen letras positivas y melodías estimulantes. El tempo es animado, entre 100 y 130 pulsaciones por minuto, y el ritmo va en aumento en la mayoría de los casos.

En este caso, el estudio se centró en encontrar la mejor canción para despertarse y así lo sigue teniendo la plataforma de música Spotify. Solo hay que buscar la lista «Wake Up».[32] Y ¿cuál es la canción que debería tener desde ya cualquier despertador?: *Viva la vida*, de Coldplay.

Un dato hay que aclarar. Todos estos estudios solo han considerado o valorado temas en inglés. Así que animo a expertos españoles a crear nuestra propia lista, ya que a canciones que levanten el ánimo no creo que nos gane nadie, y seguro que todos tenemos ya en la cabeza cuál es esa canción.

En cualquier caso, si al levantarnos nos ponemos música y movemos la cintura mientras nos lavamos los dientes, ya estamos empezando el día con un extra de dopamina, que nunca viene mal.

Ejercicios de fuerza

En este apartado incluimos todo lo que supone movimientos intensos, pero cortos. El levantamiento de pesas es el ejemplo perfecto, pero hay que incluir casi todos los ejercicios que realizamos con máquinas para fortalecer una zona concreta.

Como ya hemos visto, aquí las hormonas que más se benefician son las de crecimiento y la testosterona.

Pero quiero aprovechar para lanzar un consejo, sobre todo a las mujeres mayores de 45 años. Debemos olvidarnos de la idea de que a las mujeres lo que les conviene es el aerobic o el yoga. Tachemos de nuestra mente todos esos vídeos, anuncios y programas de hace años en los que siempre se anima a las mujeres a realizar ejercicios de ese tipo. Lo que de verdad necesita el cuerpo de la mujer al acercarse a la menopausia son ejercicios de fuerza. Una pequeña rutina con unas mancuernas es lo que ayudará a fortalecer músculo (algo que empieza a decaer a esa edad) y será ese músculo el que pueda sostener y proteger a los huesos (que empezarán a debilitarse con la amenaza de la osteoporosis). Que en la vida no todo es cuestión de quemar calorías, también hay que reforzar lo que tenemos.

Recomiendo los vídeos de Patry Jordan y su «Gym Virtual».[33]

Los beneficios del boxeo

Sí, he creado una categoría especial para hablar de boxeo. Y es que el hecho de que esté tan de moda, de que existan tantos centros que lo incluyan entre sus clases y que tantos tengan incluso lista de espera, es porque sus beneficios son muchos y variados. En el blog de Sanitas[34] están explicados a la perfección, y se da prioridad a que mejora la salud cardiovascular, libera estrés y tensiones, acelera la pérdida de peso, etc. Por su parte, según Harvard, el boxeo puede enseñar a recibir los golpes de la vida y aprender a luchar contra ellos. En definitiva, el boxeo (a nivel usuario) reúne gran parte de los beneficios de los deportes aeróbicos (con los que sudas) y los de fuerza. Y todos sabemos que pegar, aunque sea a una bolsa que cuelga del techo, relaja. Será muy primario, primitivo, simple o lo que quieras, pero es así.

En equipo

En este caso no hablo de una categoría más, sino de una forma de practicar el deporte. Y es que todo lo escrito antes se enriquece si ese deporte se realiza en compañía. Ya sabemos lo sociables que son las hormonas, así que sudar con un amigo o contra él las anima y ayuda considerablemente a potenciar los beneficios.

Por una parte, al estar acompañados nos cuesta menos aparcar nuestros problemas y esos pensamientos rumiativos que tanto daño hacen. Es como si hubiésemos recogido la casa y estuviese todo en orden. Así, es más sencillo concentrarse, las cosas fluyen mejor, aumenta la creatividad y con esto sube la autoestima. Nuestra dopamina, endorfinas y serotonina están a tope. Y si además es una competición, la adrenalina también estará presente.

> **Si estamos acompañados nos cuesta menos aparcar nuestros problemas y esos pensamientos rumiativos que tanto daño nos hacen.**

Y no tiene que ser un partido en sí. Si estamos corriendo o bailando, que no nos dé reparo picarnos un poco y lanzar ese «a ver si aguantas a este ritmo» o algo similar. Ese pique sano es tan beneficioso... El que gane paga la merienda y todos en paz. ¡Malos rollos fuera!

Poniéndonos serios. He aquí los beneficios de practicar deporte en compañía:

BENEFICIOS DEL DEPORTE EN COMPAÑÍA

Socialización: los deportes en equipo ofrecen oportunidades para establecer relaciones sociales, hacer nuevos amigos y sentirse parte de un grupo. Esto puede ayudar a combatir la soledad y la sensación de aislamiento, promoviendo un mayor sentido de pertenencia y apoyo social.

Habilidades de comunicación: los deportes en equipo requieren una comunicación efectiva con los compañeros de equipo para coordinar estrategias y jugadas. Esto puede mejorar las habilidades de comunicación interpersonal, lo que es beneficioso tanto en el deporte como en la vida cotidiana.

Disciplina y responsabilidad: la participación en deportes en equipo a menudo implica compromiso, puntualidad y cumplimiento de roles específicos en el equipo. Estos aspectos pueden ayudar a desarrollar la disciplina y la responsabilidad, lo que a su vez puede tener un impacto positivo en la gestión de la vida diaria.

Aumenta la autoestima: el éxito en el deporte, ya sea a través de la mejora de habilidades, la contribución al equipo o la victoria en competiciones, puede aumentar la autoestima y la confianza en uno mismo.

Saber perder: el deporte en equipo a menudo implica ganar y perder. Aprender a lidiar con la derrota de manera constructiva, aceptando la responsabilidad y buscando oportunidades de mejora, es una habilidad valiosa que puede aplicarse en la vida cotidiana.

Reducción de la ansiedad, la depresión y el estrés.

Habilidades de trabajo en equipo: lograr objetivos comunes.

Mente sana

Si hablamos de bienestar hay que dedicar especial atención a esos deportes enfocados precisamente en eso, en fomentar esa relación entre cuerpo y mente para potenciar sentirse bien. A la cabeza pilates, yoga y taichi, sin duda los más conocidos. Cada uno tiene sus particularidades, pero todos trabajan en la misma dirección.

Me voy a centrar en el yoga porque es uno de los que mejor aúnan ese matrimonio entre una mente sana y un cuerpo en forma. Mi referente en esta disciplina es Xuan Lan, que tiene una web que es una joya.[35] De ella he sacado las que hoy son mis posturas de cabecera y que mejor encajan con todo lo que hemos hablado.

Poneros cómodos y namasté.

1. *Adho Mukha Svanasana* (postura del perro boca abajo): «adho» significa «hacia abajo», «mukha» significa «cara» y «svana» significa «perro» (perro con la cara hacia abajo).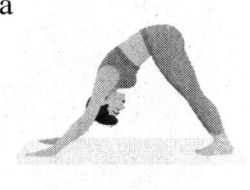
Con esta postura logramos estimular el sistema nervioso, se reduce la fatiga y, a la vez, aumenta la sensación de energía.
Tal y como afirma esta experta del yoga, con este ejercicio se tonifican los órganos reproductores, aliviando dolores menstruales, aunque también es muy recomendable durante la menopausia. A nivel emocional, este tipo de posturas que se denominan *invertidas* ayudan a que experimentemos nuevas sensaciones al tener un punto de vista distinto al habitual. ¿Cambiar la perspectiva no es la mejor técnica para enfrentarse a un problema complicado?

2. *Sukhasana* (postura de meditación): según nos cuenta Xuan, el significado de «sukhasana» proviene del sánscrito, la lengua que se usaba en la antigüedad en India. «Sukha» sig-

nifica placer, comodidad o bienestar y «asana» significa postura. La función de esta postura es reducir el estrés y trabajar la serenidad. Y todos sabemos que una mente clara es la única vía para lograr concentrarnos y focalizar nuestra energía.

3. *Bidalasana* (postura del gato) y *Marjaryasana* (postura de la vaca): es una de las más conocidas, porque ayuda a controlar los dolores de espalda; por eso es posible que nos la haya recomendado hasta el médico de cabecera. Un básico que siempre hay que añadir a cualquier rutina, ya que el ir curvando la espalda poco a poco nos obliga a concentrarnos en cada una de nuestras vértebras.

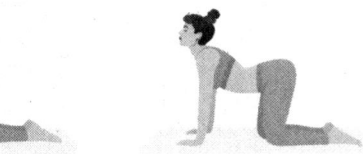

4. *Balasana* (postura del niño): en sánscrito, «bala» significa «niño» y «asana» significa «postura». Xuan asegura que puede ayudar en momentos de estrés o ansiedad, y doy fe. Por eso la experta recomienda practicarla antes de acostarnos.

Para resumir, la tabla de la página siguiente puede servir de guía para saber qué modalidad deportiva necesitamos en función de cómo nos encontramos.

DIME QUÉ PADECES Y TE DIRÉ QUÉ DEPORTE PRACTICAR	
DEPRESIÓN	BOXEO
ANSIEDAD	YOGA
ATAQUES DE PÁNICO	PILATES
SENTIMIENTO DE SOLEDAD, MOMENTO PARA CONECTAR CON UNO MISMO Y APRENDER A ESTAR SOLO	NATACIÓN
INSOMNIO	RUNNING
DIFICULTAD CON LAS HABILIDADES SOCIALES	DEPORTES DE EQUIPO: BALONCESTO, FÚTBOL, HOCKEY, VOLEIBOL, WATERPOLO
PROBLEMAS DE PAREJA: CONTACTO FÍSICO Y COORDINACIÓN	BAILE
BAJA AUTOESTIMA	SPINNING
TDAH (FALTA DE ATENCIÓN)	TAICHI
DUELO	KARATE

¡Medita!

Aunque no sea un deporte, la meditación es una actividad que ayuda en gran medida a enfocarnos para hallar la felicidad. Todo el mundo habla del *mindfulness*, de conectar con uno mismo, de parar y bajarse de la rueda loca en la que andamos metidos todo el día, y la verdad es que creo que es una moda tan beneficiosa que solo me queda animar a todo el mundo (pacientes, amigos y lectores) a lanzarse de lleno a este apasionante mundo.

Tanto me gusta por el bien que me hace que me he animado a preparar cuatro meditaciones guiadas para todos vosotros.

Aquí podéis leerlas y, al final del capítulo, veréis un código QR que os dará acceso directamente a una grabación.

¡Elige la tuya!

1. ATENCIÓN CONSCIENTE EN LA RESPIRACIÓN:

   En esta meditación voy a guiaros paso a paso para ayudar a relajar vuestro cuerpo y vuestra mente. Para realizar esta práctica es necesario que estemos sentados o estirados. Ponemos las manos encima de los muslos, una encima de la otra. Vamos encontrando la postura más cómoda, moviendo los hombros y el cuello poco a poco. Para empezar, observamos el espacio que hay a nuestro alrededor. Notamos la temperatura, la luz, el olor, incluso el sonido que podemos escuchar.

   Cuando estamos preparados cerramos los ojos y empezamos a respirar inhalando despacio y profundamente por la nariz. Sentimos cómo el aire llena nuestros pulmones y exhalamos por la boca. Volvemos a repetirlo pausadamente: inhalamos profundamente por la nariz y exhalamos por la boca. Una última vez, inhalamos sintiendo el movimiento del pecho y exhalamos notando cómo nuestro cuerpo se contrae. Dejamos que la respiración fluya, sin forzarla.

   Debemos tomarnos nuestro tiempo y dejar que nuestro cuerpo siga el ritmo de la respiración. Sentimos el aire que entra frío por la nariz y sale por la boca lentamente. Inhalamos y exhalamos. Sentimos cómo nuestro cuerpo se va relajando poco a poco. No pasa nada si percibimos que nuestro pensamiento se dispara, está bien, tomamos consciencia y volvemos a nuestra respiración. Inhalamos por la nariz y exhalamos por la boca. Usamos la respiración para volver al momento presente, aquí y ahora. Seguimos respirando, sin prisa.

   Sentimos cómo la tensión de nuestro cuerpo se va desvaneciendo, permitimos que el aire entre y salga de nuestro cuerpo, inhalando y exhalando profundamente. Lo estamos haciendo muy bien. Seguimos respirando.

   Ahora, repetimos interiormente la siguiente frase: «Me siento bien, me merezco estar en paz y en calma conmigo mismo y me agradezco este momento para mí».

Lo repetimos de nuevo: «Me siento bien, me merezco estar en paz y en calma conmigo mismo y me agradezco este momento para mí». Lo estamos haciendo genial. Inhalamos y exhalamos. Ahora, para acabar, sentimos el agradecimiento por el momen-

to presente, la calma mental y física, aquí y ahora, está bien. Y cuando estamos preparados, poco a poco abrimos los ojos y observamos el espacio que nos rodea. Sentimos nuestro cuerpo y nuestra mente en calma.

2. ATENCIÓN CONSCIENTE ESCÁNER CORPORAL:
Para realizar esta práctica es necesario que estemos sentados o estirados. Ponemos las manos encima de los muslos una encima de la otra. Vamos encontrando la postura más cómoda, moviendo los hombros y el cuello poco a poco. Para empezar, observamos el espacio que hay a nuestro alrededor. Notamos la temperatura, la luz, el olor, incluso el sonido que podemos escuchar.
Cuando estamos preparados cerramos los ojos y empezamos a respirar inhalando despacio y profundamente por la nariz sintiendo cómo el aire llena nuestros pulmones y exhalamos por la boca, notando cómo sale el aire hacia el exterior. Volvemos a repetirlo pausadamente, inhalamos profundamente por la nariz y exhalamos por la boca. Una última vez, inhalamos sintiendo el movimiento del pecho y exhalamos notando cómo nuestro cuerpo se contrae. Dejamos que la respiración fluya, sin forzarla. Nos tomamos nuestro tiempo y dejamos que nuestro cuerpo siga el ritmo de la respiración. Para conectar más profundamente con nosotros mismos, os voy a guiar en un escáner corporal. Ahora, llevamos nuestra atención a los dedos de los pies, si lo necesitamos podemos moverlos, tomamos consciencia en la temperatura, sentimos cómo nuestros pies están en contacto con el suelo.
Aquí y ahora, llevamos la atención a los tobillos moviéndolos en círculos si resulta más fácil. Poco a poco vamos subiendo hacia los

gemelos; si los notamos tensos, los soltamos permitiendo que se relajen. Seguimos llevando nuestra atención hasta llegar a la parte de atrás de los muslos, y nos permitimos relajarnos. Ahora, seguimos subiendo hacia los glúteos sintiendo el contacto con la superficie de la silla. Seguimos el movimiento consciente subiendo por la espalda, recorriendo toda la columna lentamente desde el coxis hasta la nuca. Cuando llegamos al cuello, relajamos los hombros. Si es necesario, los movemos de adelante hacia atrás o viceversa. Dejamos ir cualquier tensión. Sentimos cómo nuestro cuerpo se va relajando poco a poco. Seguimos subiendo hasta llegar a la parte superior de la cabeza y empezamos a prestar atención a la parte delantera del cuerpo, comenzando por la frente, el entrecejo, los párpados. Soltamos la tensión acumulada en la mandíbula y, seguimos pasando por la nariz hasta llegar a la boca. Seguimos bajando lentamente sintiendo como la saliva pasa por nuestra garganta.

Ahora sentimos la respiración en nuestro pecho, sentimos el movimiento acompañando nuestra respiración. Inhalamos, exhalamos. Vamos bajando la atención hacia el abdomen siguiendo el ritmo de nuestra respiración. Seguimos bajando hacia la pelvis pasando por los muslos, las rodillas, las espinillas, los tobillos, hasta llegar de

nuevo a los dedos de los pies, sentimos cómo nuestro cuerpo está totalmente en calma. Seguimos respirando. Para acabar, inhalamos profundamente por la nariz y exhalamos por la boca. Y cuando lo deseemos, podemos abrir los ojos.

3. ANTI ANSIEDAD:

Para empezar, podemos ir realizando algunas respiraciones profundas. Inhalamos lenta y profundamente por la nariz, sentimos cómo el aire llena nuestros pulmones, y luego exhalamos suavemente por la boca. Lo repetimos tres veces, profundamente, para relajar nuestro cuerpo.

Enfocamos la atención en la respiración. Sentimos el flujo del aire mientras entra y sale de nuestro cuerpo. No tratemos de cambiar nuestra respiración, simplemente la observamos.

Visualizamos un lugar tranquilo y seguro en nuestra mente. Puede ser una playa, un bosque o cualquier otro lugar que nos haga sentir relajados y en paz. Visualizamos los detalles de este lugar, los colores, los sonidos y las sensaciones.

Comenzamos a escanear nuestro cuerpo en busca de alguna tensión. Si encontramos áreas de tensión, imaginamos que esa tensión se disuelve con cada respiración. Inhalamos y exhalamos profundamente. Sentimos cómo los músculos se relajan y aflojan.

Reconocemos y aceptamos que la ansiedad es una sensación natural, y que está bien sentirse ansioso en ocasiones. No tratemos de luchar contra la ansiedad, simplemente debemos observarla y permitirnos sentirla.

Repitamos en nuestra mente: «La ansiedad es pasajera», «Voy a ser capaz de superar la ansiedad». Estos pensamientos positivos pueden ayudarnos a cambiar nuestra percepción de la ansiedad.

Volvemos la atención a nuestra respiración. Seguimos respirando de manera lenta y profunda. A medida que inhalamos, dejamos que nos inunde la calma y la serenidad. Al exhalar, liberamos la ansiedad y el estrés. Inhalamos, exhalamos lenta y profundamente.

Pensamos en tres cosas por las que nos sentimos agradecidos en este momento. Centrarse en la gratitud puede ayudarnos a cambiar nuestro enfoque y a sentirnos más positivos.

Por último, visualizamos un futuro en el que nos sentimos calmados. Imaginamos situaciones que normalmente nos causarían ansiedad, pero esta vez las enfrentamos con calma y confianza.

Cuando estamoss listos, comenzamos a volver, a conectar con nuestro entorno. Abrimos lentamente los ojos y estiramos suavemente nuestro cuerpo.

4. AGRADECIMIENTO:

Encontramos un lugar tranquilo donde podamos sentarnos o acostarnos. Cuando estamos listos, cerramos los ojos y empezamos a respirar lenta y profundamente, inhalamos, exhalamos. Tomamos unas respiraciones profundas para entrar en un estado de calma.

Comenzamos enfocándonos en la respiración. Sentimos cómo el aire entra y sale de nuestro cuerpo. Observamos el ritmo natural de nuestra respiración sin tratar de cambiarlo.

Para empezar, pensamos en nuestro día y en las experiencias positivas que hemos tenido. Pueden ser cosas pequeñas o grandes, como una conversación agradable, una comida deliciosa o un momento de paz. Nos tomamos un momento para agradecer estas experiencias. Si no identificamos ninguna experiencia en el día de hoy, no pasa nada, está bien, ponemos atención en nuestra respiración y centramos la atención en el aquí y ahora. Inhalamos, exhalamos.

Ahora, pensamos en las personas que son importantes para nosotros. Agradecemos su presencia en nuestra vida.

Para seguir, nos tomamos un momento para pensar en la belleza de la naturaleza y el entorno que nos rodea. Agradecemos la naturaleza, el sol, la lluvia…

Ahora, reconocemos nuestras habilidades, talentos y logros personales. Agradecemos las cosas que hemos aprendido y las metas que hemos alcanzado, por pequeñas que sean.

Reflexionamos sobre los momentos difíciles o desafiantes que hemos enfrentado en nuestra vida. Agradecemos la lección y el crecimiento que hemos experimentado a través de esas experiencias.

Imaginamos una luz dorada de gratitud que emana de nuestro corazón. Esta luz se expande y abarca todas las personas, situaciones y cosas por las que nos sentimos agradecidos. Sentimos cómo esta luz llena nuestro ser.

177

Repetimos las siguientes afirmaciones: «Estoy agradecido por el día que tengo por delante», «Estoy agradecida por el día de hoy». Repetimos las afirmaciones: «Estoy agradecido por el día que tengo por delante», «Estoy agradecida por el día de hoy». Ahora, poco a poco, cuando estemos listos abrimos lentamente los ojos y llevamos la sensación de gratitud con nosotros en nuestro día.

La mujer, un ser cíclico

N O QUIERO TERMINAR ESTE LIBRO sin dedicarle un capítulo aparte a la mujer y a su relación con las hormonas.

A lo largo de estas páginas hemos podido comprobar cómo las hormonas condicionan de forma directa nuestras emociones, cómo nos sentimos e incluso cómo actuamos. Ahora sabemos que, dependiendo de las hormonas que «circulen» por nuestro organismo, no reaccionamos igual ante exactamente el mismo estímulo. Y aquí podemos poner mil y un ejemplos, situaciones que son conocidas por todos, pero a las que no les poníamos el nombre de una hormona en la explicación.

Ya hemos hablado de las mariposas en el estómago cuando uno se enamora o se emociona y ahora sabemos por qué nos sentimos tan bien y rozamos la euforia cuando alcanzamos un objetivo. El ingrediente que nos faltaba se llama dopamina, «la hormona de las recompensas».

Pero también sabemos que hay hormonas que no necesitan un estímulo concreto para actuar. Mientras que el páncreas genera insulina solo cuando el organismo necesita procesar el azúcar, la tiroides está siempre trabajando para poder abastecer de energía a todos los órganos, dependiendo de la actividad que estén realizando.

En el caso de las hormonas sexuales esto es más complicado, y todavía más en el de las mujeres. La cantidad de dichas hormonas que

> La cantidad de hormonas sexuales que corre por el torrente sanguíneo de una mujer varía en función de muchos factores. El primero es la edad y el segundo, el ciclo menstrual.

corre por el torrente sanguíneo de una mujer varía en función de muchos factores. El primero es la edad y el segundo, el ciclo menstrual. Sí, podemos decir que cada semana de la vida de una mujer en edad fértil es diferente. Y sí, no es exagerado que las más sensibles a estos cambios sientan, en más de una ocasión, que viven en una montaña rusa de emociones.

La mujer es un ser cíclico y este proceso (o ese recorrido de la montaña rusa) dura 28 días en la teoría, aunque ya sabemos que en la práctica es algo diferente. Y ¿qué ocurre durante ese ciclo? Que la cantidad de cada una de las hormonas que intervienen en el sistema reproductivo femenino oscila siguiendo un patrón. Esto tiene unas consecuencias físicas, que van encaminadas a la fecundación. Pero también unas emocionales. Durante años este ha sido un tema tabú, sobre todo por el trato que han merecido a estos cambios desde la parte masculina, siempre con tono negativo y, en muchos casos, con la idea de humillar o malmeter. Todas las mujeres han tenido que escuchar eso de «estás insoportable, seguro que tienes la regla». O frases menos suaves. Y que levante la mano quien ante esa impertinencia no ha contestado con un «pues sí, casi no me aguanto a mí y a mis hormonas como para aguantar tonterías externas», por ejemplo.

No es mostrar debilidad asumir que esos cambios nos afectan. Al igual que el cortisol provoca que estemos nerviosos y nos cueste concentrarnos o que la oxitocina nos haga verlo todo de color de rosa y creer en el amor más puro. Los estrógenos y sus amigos tienen unos efectos que se corresponden con la fase del ciclo que se atraviesa.

Para resumirlo y que se pueda entender de un vistazo, adjunto una tabla que nos puede ayudar a situarnos en el mapa de nuestras sensaciones o entender a la mujer que tenemos a nuestro lado.

FASE CICLO HORMONAL	¿CUÁNDO?	¿CÓMO AFECTA?
Fase menstrual	Período menstrual. Bajada de estrógenos y progesterona.	Con la bajada de estrógenos también bajan los niveles de endorfinas y serotonina. Irritabilidad, estado de ánimo bajo, cansancio, el apetito sexual disminuye.
Fase folicular	Fase previa a la ovulación. Los estrógenos comienzan a elevarse, la progesterona está aún ausente.	Sensación de bienestar, alegría y optimismo, el apetito sexual incrementa.
Fase ovulación	Semana posterior a la menstruación. Aumento de progesterona y estrógenos.	El incremento de estrógenos favorece la producción de serotonina. Asimismo, influye en la producción de oxitocina, por lo que eleva la libido sexual. Mejor momento a nivel emocional, el estado de ánimo es positivo.
Fase lútea	Semana previa a la menstruación. Los estrógenos y la progesterona disminuyen.	Ansiosa, deprimida e irritada, baja autoestima y cambios de humor.

Obviamente, no hay dos personas iguales y puede que estos síntomas cuadren muy bien con lo que sentimos o que no nos sintamos identificadas en algunos aspectos. De igual modo, esto no es estable a lo largo de la edad fértil; en efecto, es diferente tanto en la adolescencia (porque hay otras muchas hormonas pululando por ahí) como cuando la menopausia se acerca y los niveles empiezan a fluctuar.

Dos momentos clave en la vida

La edad del pavo

Esta expresión es de las más comunes a la hora de hablar de ese puente entre la niñez y la etapa adulta. A la hora de buscar tanto por qué como el origen, la explicación que más me ha gustado es la que ofrece Alfred López en su blog *Ya está el listo que todo lo sabe*.[36]

A los pavos siempre se los ha considerado los tontos de la granja, y es que, cuando un pavo se siente atacado e intenta huir, a menudo corre en círculos. De aquí también que se utilicen otras expresiones como «hacer el pavo» o «ser un pavo». Hay historiadores que se inclinan por otras opciones, pero esta no puede ser más acertada.

Lejos de bromas, la adolescencia es una etapa complicada, ya que implica muchísimos cambios que no solo afectan a ese momento concreto, sino al resto de nuestras vidas. Aquí se empieza a formar la personalidad y también aparecen muchos miedos, creencias limitantes y complejos con los que después habrá que saber lidiar.

El principal cambio es físico, y esto es debido a que la GH (hormona del crecimiento) se dispara y el cuerpo crece, en la forma más literal. Se da el famoso estirón hasta alcanzar casi la altura adulta y definitiva. Las hormonas tiroideas, los andrógenos adrenales y los esteroides gonadales sexuales también hacen de las suyas para que el cuerpo cambie por completo. Vello corporal, aparición de pecho en las chicas, cambio de voz en los chicos, ¡qué os voy a contar!

Como vimos en un capítulo anterior, tanto hombres como mujeres tenemos las mismas hormonas, pero en diferente concentración. En la pubertad, el cerebro expulsa la hormona liberadora de gonadotrofina o GnRH (por sus siglas inglesas), y es ella la que pone en marcha todo el mecanismo. Tras este botón de inicio, en los chicos, las

> Tanto hombres como mujeres tenemos las mismas hormonas, pero en diferente concentración.

hormonas implicadas logran que los testículos empiecen a producir testosterona y esperma, ya que para que un hombre pueda cumplir con la función reproductora necesita producir espermatozoides. La testosterona es la hormona que provoca la mayoría de los cambios en el cuerpo de los chicos durante la pubertad, como el cambio de voz, el vello corporal, más musculo y también olor corporal más fuerte (todo hay que decirlo).

En el caso de las chicas, la FSH y la LH trabajan en los ovarios, donde los óvulos llevan esperando allí desde antes del nacimiento. De hecho, hay ecografías en las que ya se pueden apreciar los óvulos. Estas hormonas estimulan a los ovarios para que empiecen a producir otra hormona llamada estrógeno. El estrógeno, junto con la FSH y la LH, hacen que madure el cuerpo de una chica, preparándolo para el embarazo.

Además de ser muchísimos cambios juntos, también hay que destacar que se producen en un período de tiempo muy corto, tal vez demasiado, pero la vida es así. Y si nos cuesta reconocer a esa persona con la que nos acabamos de cruzar que hace unos meses era un niño, imaginemos lo que le ocurre a él mismo. Esto son cosas que se nos olvidan, tal vez porque no seamos muy conscientes de ello en ese momento, pero el cambio es radical.

Con un cuerpo prácticamente nuevo hay que enfrentarse a los nuevos retos emocionales. La autoestima, la autoexploración y el deseo sexual, buscar un nuevo sitio en el que sentirse cómodo, crear nuestra identidad, nuestra personalidad..., en definitiva, con un tsunami emocional incontrolable.

Un cerebro completo

En pocos años tenemos pecho, piernas más largas, la cara más fina y pelos por todo el cuerpo. Pero por dentro también hay cambios, y el más importante tal vez sea el que ocurre en el cerebro. Dicen que es al comienzo de la adolescencia cuando alcanza su mayor tamaño. Pero esto no quiere decir que seamos más listos. ¡Para nada!

Las últimas partes en formarse son el córtex frontal y prefrontal, que intervienen en funciones ejecutivas como el control de los impulsos, la regulación de las emociones, la capacidad de tomar decisiones y la predicción de las consecuencias de los propios actos. ¡Casi nada!

Aquí estamos en un período crucial, y es que no se pueden tomar decisiones conscientes y maduras si no se tienen las herramientas para ello, o si esas herramientas se están formando y funcionan una vez sí y cuatro no.

En esta etapa la sensibilidad del cerebro ante la dopamina (la hormona del placer y la recompensa) es máxima. Así pues, no es de extrañar que todas las decisiones que se tomen en esta fase vayan encaminadas a satisfacer un placer o en busca de una recompensa. No hay sacrificio, no existe todavía el pensar en el mañana, ya llegará, y a eso se le llama *madurar*.

Otro dato importante es que el cerebro adolescente es especialmente sensible a la oxitocina. Así podemos entender lo importante que son las relaciones sociales en esta fase, el pertenecer a un grupo, el sentirse querido, aceptado y valorado. Y también es fácil entender lo que significa todo lo contrario y el daño que se provoca con el *bullying*.

Por último, cabe destacar lo cambiantes que son los niveles de serotonina en los adolescentes. Así pues, si «la hormona de la felicidad» y el bienestar por excelencia sube y baja sin control, está claro que su humor hará lo mismo. Y por eso pueden pasar de la euforia más loca a la tristeza más profunda por algo que un cerebro adulto y equilibrado considera una pequeñez.

Además de todo esto, hay otro hecho muy significativo en el cerebro adolescente y que nos ayuda a comprender muchos comportamientos y, sobre todo, muchos de sus razonamientos, esos que a muchos padres los ponen de los nervios y pueden ser motivo de discusiones en casa.

Como bien explica David Bueno, biólogo y genetista, en sus charlas *Aprendemos juntos*, organizadas por BBVA,[37] en esta fase se produce lo que se denomina «podado neuronal» y sí, es lo que es. El cerebro se deshace de una buena cantidad de neuronas, las que no utiliza. Con esto se pierden muchas conexiones que deben rehacerse y se hacen desde la perspectiva de su nueva realidad. Han pasado de ser seres totalmente dependientes de sus padres a querer ser personas totalmente independientes. Y necesitan una nueva red de conexiones. El proceso por el que estas se crean es fácil, ensayo/error. Así, unas veces sale bien y los padres aplauden y respiran aliviados y otras, no tanto. A esto, precisamente, se le llama *madurar*, a crear conexiones nuevas válidas. Y no todos lo hacen al mismo tiempo.

Y el final de un ciclo

Si la pubertad marca el comienzo de la edad reproductiva, la menopausia marca el final en el caso de las mujeres. Para nosotras, el final es casi tan abrupto como el comienzo. Por su parte, los hombres también sufren una «pitopausia», como se ha bautizado en varias ocasiones, pero el proceso es mucho más lento y, por lo tanto, menos drástico y más fácil de procesar. Además, tiene nombre, se llama *andropausia*.

Uno de los grandes problemas de la menopausia es que no se le ha hecho buena publicidad. Tal vez deberían echar al equipo de *marketing* y empezar de nuevo porque la idea que tiene la sociedad sobre este momento inevitable en la vida de las mujeres es muy negativa, oscura y deprimente. Motivos, entre otros, por los que se convirtió en un tema tabú.

Pero ¿qué pasa realmente? La explicación vista desde un punto meramente físico o científico es realmente fácil. A partir de los 45 (siempre más o menos) el organismo de la mujer empieza a producir cada vez menos cantidad de estrógenos y progesterona. La caída del primero suele ser mucho más pronunciada, mientras que la segunda empieza a decaer un poco antes.

Cumplidos los 50, ambas se vuelven a encontrar en los mismos niveles (bajísimos) y es cuando se retira el período por completo. Justo a ese momento se le denomina *climaterio* y, una vez que la mujer está más de un año sin el período, empieza la posmenopausia.

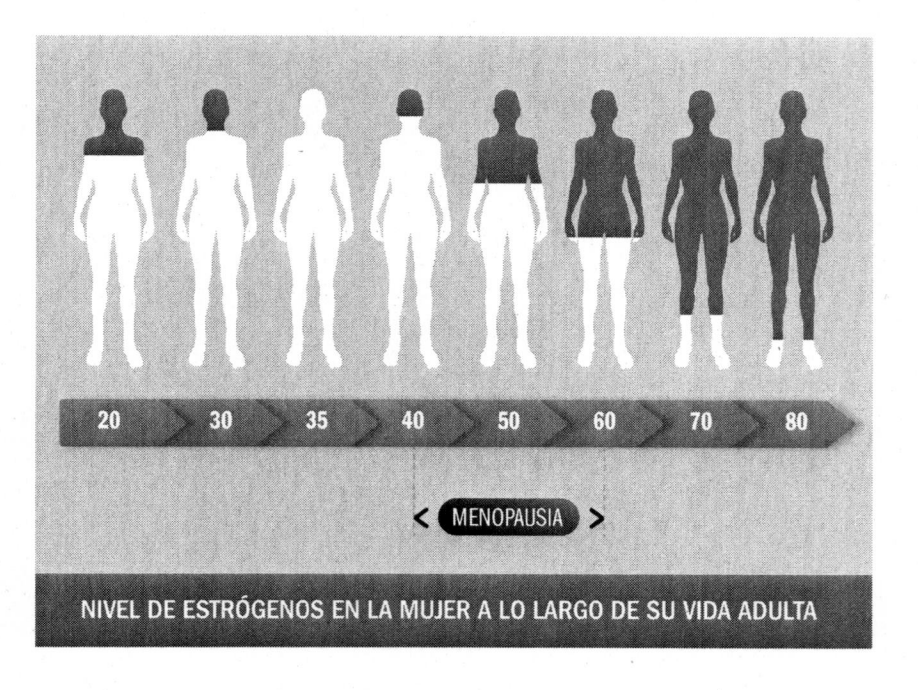

NIVEL DE ESTRÓGENOS EN LA MUJER A LO LARGO DE SU VIDA ADULTA

Ahora bien, esto tan sencillo tiene muchísimas implicaciones, tantas como síntomas. Algunas pueden ser graves, como que el colesterol puede aumentar hasta en un 15% y, a mujeres que siempre se han cuidado y no han tenido problemas de salud, de repente la analítica les da un buen disgusto. O la temida osteoporosis, que se traduce como unos huesos mucho más frágiles. Otros efectos secundarios no se consideran un problema de salud, pero sí son molestos, como los famosísimos sofocos. Y qué decir de la sequedad vaginal, el insomnio, los kilos de más…

Y es que ya hemos visto que las hormonas necesitan un equilibrio para funcionar, y si una cae, arrastra con ella a unas cuantas, y los efectos de este maremoto transoceánico son devastadores. Pero vamos por partes para entender cada una de las relaciones hormonales, como si de una telenovela se tratase. De momento, se han descrito 34 síntomas, aunque ni todas las mujeres sienten los mismos ni en la misma intensidad.

Estos son los más comunes:

- **Colesterol alto.** Los estrógenos tienen muchos efectos positivos para las arterias y, con la llegada de la menopausia, los perdemos y aparecen los problemas. En concreto, el colesterol que aumenta es el LDL, conocido como «el malo», ya que es el causante de las enfermedades cardiovasculares al acumularse en las arterias. A su vez, los estrógenos se encargaban de mantener los niveles de HDL (el bueno). Y es este desequilibrio el que pone en peligro la salud de la mujer en esta etapa. Por si fuese poco, ese mismo desequilibrio produce una cierta resistencia a la insulina, por lo que el colesterol aún tiene más puertas abiertas para hacerse el rey de las arterias y colapsarlas.

- **Abdomen abultado.** Otro reto al que se enfrentan las mujeres son los kilos de más, pero no unos kilos cualesquiera, sino que estos se acumulan en una zona muy concreta, la barriga. Y perder ese peso es mucho más complicado porque el metabolismo se ha ralentizado y, como vimos hace unas páginas, el cuerpo de la mujer tiene más grasa que masa muscular. Y ahora hay todavía más diferencia. Para más inri, a nuestro cerebro se le antojan más alimentos dulces. Esto ocurre porque el cerebro interpreta la caída de estrógenos como una señal de falta de energía, y por eso se tiene más apetito, sobre todo de azúcar, que ya sabemos que es una fuente rápida de energía. Además, el cerebro se protege almacenando más grasa, con lo que se crea un bucle complicado.

- **Sofocos.** Vamos con el efecto que sufren casi el 80% de las mujeres y para el que todavía no hay una solución. Esos calores que aparecen de repente y que van acompañados de sudores pueden llegar a amargar a la mujer más feliz, ya que no solo son molestos, sino que pueden alterar su día a día e incluso dificultar el sueño. Una de las explicaciones a estos sudores que suelen durar tan solo unos minutos, aunque se hagan eternos, sería que la reducción de los estrógenos podría alterar cómo el hipotálamo regula la temperatura corporal. Primero la aumenta y llegan los sudores, pero cuando se da cuenta de que no hacía falta, intenta rebajarla con una vasodilatación que se traduce en el tono rojo que adquiere la piel de la cara y el sudor (mecanismo principal de nuestro cuerpo para regular la temperatura). Y sí, al parecer, el hipotálamo tarda unos cuatro o cinco años en acostumbrarse a la falta de estrógenos y dejar de dar esas señales de alarma que se traducen en sofocos. Por lo que, si estamos pasando por ese momento, debemos saber que es una etapa que no durará más de cinco años en el peor de los casos.

- **Depresión o ánimo decaído.** Ya que estamos rompiendo tabúes y desmontando mitos, vamos con este bien grande. En la menopausia es muy común (muchísimo más de lo que nos imaginamos) que las mujeres atraviesen procesos de depresión leve. El número exacto no se conoce porque no es algo que la mujer consulte con un especialista, ni siquiera se busca una solución en la mayoría de los casos. Demasiadas son las que asumen que todos esos cambios se producen «porque se están haciendo viejas» y eso, naturalmente, deprime. Y considerado desde el lado práctico desde el que vemos las mujeres el mundo, «¿para qué voy a ir a un especialista a decirle que me siento triste porque estoy más gorda, que tengo el colesterol alto porque son cosas de la edad, que la piel ha perdido su luminosidad, que tengo la libido por los suelos (en parte por todo lo anterior) y que tengo una sequedad vaginal que da miedo?». Muchas creen que no necesitan la opinión de un experto ni un diagnóstico, ya que solo existe una razón: el peso de los años.

Pero hay una razón más, y es que con la caída de estrógenos también caen los niveles de producción de serotonina, la «hormona de la felicidad». Así pues, ese ánimo decaído no es fruto de no quererse lo suficiente o de no cuidarse como dicen todas esas frases bonitas que adornan desde tazas a camisetas.

Y como aquí las penas no llegan solas, a la vez que baja la serotonina, el cortisol ocupa su lugar y sube como la espuma. Y, de nuevo, él es el culpable (al menos en parte) de que no se consiga dormir bien, de los antojos de comida poco saludable, de engordar más de la cuenta…

¿Qué hacemos con este panorama?

Una pregunta inevitable, pero que tiene más de una respuesta, aunque todas pasan por la misma clave: aceptar los cambios y aprender a vivir con ellos.

Un libro que me gusta mucho y que reúne todo de lo que estamos hablando junto con muchos consejos prácticos sobre la menopausia y todo lo que ello conlleva es el de mi compañera Almudena Reguero. En *Estar mejor a partir de los 50*[38] explica que la menopausia es un punto de inflexión en nuestra vida. Es el último toque de atención que nos dan a las mujeres para parar, cuidarnos y aprender a escucharnos. De cómo nos tomemos estos años depende cómo será la última etapa de nuestra vida. Y con esto se refiere a todos los aspectos, desde los más relacionados con la salud física hasta temas de belleza o aspecto físico o incluso nuestra salud mental.

Reguero asegura que no quiere ser como generaciones anteriores que cerraban las puertas a la vida al llegar la menopausia y anima a todas las mujeres a ser un poco egoístas por una vez, a mirar para y por ellas y a afrontar esta nueva etapa con la seguridad de que puede ser incluso mejor que las anteriores.

Yo voy a creerla y a trabajar para que así sea, y en la página siguiente os dejo algunos de mis consejos para vivir la menopausia con plenitud:

Ejercicio físico de fuerza y con impacto. Siempre se ha vendido que la mujer necesita ejercicio aeróbico cuando la realidad es que el objetivo es fortalecer el músculo con ejercicios de fuerza.

Ingesta de grasas saludables (frutos secos, aguacate, AOVE, aceitunas...) tanto para controlar el colesterol y cuidar el corazón como para evitar la acumulación de grasa, a la que en esta edad se es mucho más propensa.

Sueño regular. El descanso es vital en todas las etapas de la vida, pero en esta no solo hay que cuidar la cantidad, también la calidad.

Buena gestión del estrés para mantener el cortisol a raya y que no siga haciendo de las suyas.

Haz equipo contigo mismo

S I HAY UN CONCEPTO DEL QUE HEMOS HABLADO a lo largo de estas páginas ese es el equilibrio, más allá de las hormonas. Por eso, en este último capítulo quiero ir más allá y hacer hincapié como psicóloga en el bienestar en general.

No hay duda de que nuestras hormonas mandan y de que un simple desajuste puede pasarnos factura a nivel físico y también emocional.

Por eso, el equilibrio o la armonía debe reinar entre nuestras hormonas y neurotransmisores, pero también en todos los aspectos de nuestras vidas.

Así, además de preguntarnos cómo afectan nuestros niveles hormonales a nuestra nutrición, sueño y ejercicio, es fundamental plantearse también lo que es bueno para uno mismo y apostar por ello.

Es fundamental plantearse también lo que es bueno para uno mismo y apostar por ello.

Calidad de vida

Este concepto, que nació en la década de 1960 de la mano de diversos sociólogos, siempre tuvo un significado relacionado con la posición socioeconómica. Como si pudiésemos darle una nota a nuestra situación sumando la puntuación que nos merecen nuestro nivel educati-

> **Salir de nuestra zona de confort es romper solo con lo que nos hace daño y nos limita.**

vo, la zona en la que residimos y el puesto que ocupamos en determinada empresa. Esta valoración pronto se quedó corta, en parte porque se empezó a utilizar la calidad de vida en otros ámbitos distintos, por ejemplo, el de la salud. Desde mi consulta quiero remarcar que debemos dejar de buscar en otros el reconocimiento a toda costa y aprender a valorarnos más.

Para lograr que nuestra calidad de vida sea mayor, en muchas ocasiones hay que salir de nuestra zona de confort. En esto las redes sociales han hecho mucho daño y nos han hecho creer que salir de la zona de confort es romper con todo lo que tenemos, emprender y crear nuestra empresa, separarnos de nuestra pareja y volver a los 20 cuando hemos cumplido los 50 o mudarnos a Australia. Y no, para nada. Salir de nuestra zona de confort no es eso, sino romper solo con lo que nos hace daño y nos limita. Y no siempre se necesita una decisión drástica, al menos de esas características.

Dejemos de idealizar el romper con todo. La vida es una carrera de fondo y los buenos corredores saben que el truco es mantener un ritmo y guardar energías para llegar al final. De nada valen las prisas. Y si no pensemos en las dietas exprés, esas que nos ayudan a perder 10 kilos en una semana para después ganar 15 a la siguiente, con sus consecuencias a nivel hormonal.

Todo esfuerzo tiene su recompensa, pero es mucho más válido y sólido lo que se consigue uniendo esfuerzo y constancia. No hay que llegar en el menor tiempo posible, hay que llegar a donde uno quiere y en condiciones para disfrutarlo.

La vida no es cuestión de expectativas. Muchas veces nos generamos expectativas que luego no llegan y ahí aparecen desajustes. Lo que esperamos de algo y lo que obtenemos a veces no tiene nada que ver. Hay que esforzarse en la constancia y focalizar la atención en el proceso más que en las expectativas que nos podemos generar, porque ahí ya estamos ganando; los procesos son experiencia y la experiencia da aprendizaje (aunque a todo el mundo le gusta llegar a conseguir todo lo que llegamos a imaginar).

Enfrentarnos y asumir nuestras expectativas es complicado, pero ¿y las expectativas que los demás tienen de nosotros? Esto sí rompe por completo el equilibrio y nos crea una frustración tan grande que nos daña hasta lo más profundo (cortisol a tope).

Pero hay un nivel más, las expectativas de las otras personas que se toman como propias. Por ejemplo, nos han educado para que seamos personas independientes y nos centremos en nuestra carrera. Y, por lo que sea, por un millón y medio de factores internos y externos, eso no se cumple, y la sensación de fracaso va calando en nuestro ser hasta que nos ahoga.

¿La solución? Replantearnos nuestras necesidades y, solo desde ahí, crear metas sin generar expectativas, disfrutando del proceso, y teniendo siempre presente que nuestras prioridades en la vida van cambiando y que no debemos culparnos por ello, por mucho que la foto actual no se parezca a la que nos imaginábamos hace unos años.

Las tres «P» del autocuidado

Como conclusión de todo lo analizado y expuesto, quiero resaltar tres puntos cruciales acerca del autocuidado.

PRIORIZARSE. Debemos aprender a poner límites, pero de una forma constructiva. Priorizarse es anteponer las necesidades propias, pero sin desmerecer las de nuestros allegados. Nos priorizamos cuando nos regalamos momentos para nosotros, cuando sabemos encontrar el equilibrio entre lo que el otro espera de nosotros y lo que estamos dispuestos a dar sin que esto nos haga daño. Esto también implica saber separar nuestros problemas de los del resto. Es decir, cuando algo falla en la vida de nuestra pareja o de nuestro hermano, es

Debemos aprender a poner límites, pero de una forma constructiva.

su vida y es él el que tiene que buscar una solución, preocuparse y actuar. Tendrá que esforzarse, sufrir, cambiar o ceder y, tal vez, eso nos salpique. Pero nunca nos debe arrastrar, no debemos cargar con responsabilidades ajenas.

Cuidar al resto y formar parte de un grupo no implica necesariamente acatar unas normas o ceñirse a un plan que nos aprieta. ¡Fuera esas personas tóxicas que tanto cortisol y dopamina generan! y busquemos otras formas de fomentar la liberación de oxitocina y adrenalina.

PROTEGERSE. Tenemos que aprender a diferenciar lo que nos sienta bien de lo que «nos da la gana». Y aquí deberíamos romper con otra idea demasiado idealizada acerca de qué es la libertad. La libertad no es hacer lo que queramos cuando queramos. Es escoger lo que nos sienta bien, aunque no nos apetezca. Somos libres cuando decidimos no tomarnos una cerveza más cuando todos nos insisten en que lo hagamos, porque sabemos que al día siguiente nos vamos a encontrar fatal. Somos libres cuando nos levantamos del sofá y salimos de casa un día de lluvia para hacer deporte. No nos apetece nada, pero sabemos que es lo que nos ayudará a estar sanos y a liberar endorfinas que nos relajen y nos despejen la cabeza de problemas superfluos. Ser libre implica valorar y ser crítico con uno mismo, y eso no siempre es tan fácil como parece.

Eso sí, ser libre es construir una muralla que nos protege de todo lo que no queremos que entre. Es un escudo diseñado por nosotros y para nosotros, la carcasa que se debe tejer con paso firme a medida que se va madurando. Porque para protegerse primero hay que conocerse.

PRESENTE. Hay que estar en el aquí y el ahora. Practicar la atención consciente de la que tanto hemos hablado. Ese momento que nos lleva directos al equilibrio, por muy perdidos que nos sintamos.

Esta parte parece la más complicada. Sin embargo, es la más sencilla. Y aquí no vale la excusa de no tengo tiempo. Son solo cinco minutos al día. Solo es parar, concentrarnos en nuestra respiración, en nuestros movimientos, en la tensión de nuestros músculos, y ponernos una meditación guiada (o seguir técnicas que nos funcionen). El resultado no es inmediato, pero como he comentado anteriormente, lo inmediato muchas veces es efímero, mientras que lo que tarda en llegar porque se construye con esfuerzo y constancia suele mantenerse en el tiempo.

Y ahora, toca reflexionar: ¿alguna vez te has planteado hacia qué dirección vas? Aquí y ahora puedes empezar a poner en práctica todo lo explicado:

¿Qué estoy construyendo? ¿Qué quiero construir?

Notas

1   Mazuera, Fernando, *Generalidades del sistema endocrino*. Disponible en https://educajovenesyadultos.com/wp-content/uploads/2020/02/TALLER-SISTEMA-ENDOCRI-NO-2020-convertido-2.pdf

2   Platón, *Timeo*, Gredos, Madrid, 2011.

3   Serrano, Andrea; Martín, Marta; Mancilla, Laura, *La desconocida historia de la Histeria*. Disponible en http://index-f.com/gomeres/?p=2158

4   De Scanzoni, F.W, *Tratado práctico de las enfermedades de los órganos sexuales de la mujer*, Carlos Bailly-Bailliere, Madrid, 1862.

5   Bernhardt, PC; Dabbs Jr, JM; Fielden, JA; Lutter, CD; *Testosterone changes during vicarious experiences of winning and losing among fans at sporting events*. Disponible en https://pubmed.ncbi.nlm.nih.gov/9811365/

6   Fuentes, Paloma, *La medicina de la felicidad*, Pinolio, Madrid, 2021.

7   Revista *Mía* número 1906 / abril 2023.

8   Lembke, Anna, *Generación dopamina*, Urano, Barcelona, 2021.

9   Calbet, Josep, *Técnica del ayuno de dopamina vista desde NeuroQuotient®*. Disponible en https://neuroquotient.com/tecnica-del-ayuno-de-dopamina-vista-desde-neuroquotient

10 Lawson, Jack, *Endorfinas. La droga de la felicidad*. Obelisco, Rubí, 2005.

11 Rojas Estapé, Marian, *Cómo hacer que te pasen cosas buenas*, Espasa, Barcelona, 2018.

12 Asociación Española de Fisioterapia y Mindfulness. Disponible en: https://aefym.es/blog/mindfulness/beneficios-del-mindfulness-en-el-cerebro/

13 Rojas Estapé, Marian. Disponible en https://www.youtube.com/watch?v=VWkSMHoK-Ns

14 Rojas Estapé, Marian, *Encuentra tu persona vitamina*, Espasa, Barcelona, 2021.

15 MedlinePlus. Disponible en https://medlineplus.gov/

16 Radanovic, Ljiljana. Disponible en: https://scielo.isciii.es/pdf/ejp/v17n3/original1.pdf

17 Torres Vela, Elena. Disponible en: https://www.elsevier.es/es-revista-endocrinologia-nutricion-12-articulo-alteracion-funcion-gonadal-enfermedades-cronicas-S1575092208721818

18 Instituto Internacional de Melatonina. Disponible en: https://institutodemelatonina.com/2-funciones-de-la-melatonina-pineal/#2-1-3

19 Elsevier, Revista de Neurología. Disponible en: https://www.elsevier.es/es-revista-neurologia-295-avance-resumen-melatonina-los-trastornos-sueno-S0213485318302007

20 Thibon, Gustave, *El equilibrio y la armonía: un compromiso para afrontar la vida con serenidad*, Belacqua, Barcelona, 2005

21 UTEL University. Disponible en: https://gc.scalahed.com/recursos/files/r161r/w25792w/U2_Lectura1.pdf

22 Organización Mundial de la Salud (OMS). Disponible en: https://www.who.int/es/news-room/fact-sheets/detail/depression

23 Mayo Clinic. Disponible en: https://www.mayoclinic.org/es/diseases-conditions/depression/in-depth/ssris/art-20044825#:~:text=Los%20inhibidores%20selectivos%20

de%20la%20recaptaci%C3%B3n%20de%20serotonina%20 (ISRS)%20son,que%20otros%20tipos%20de%20antidepresivos

24 Solomon, Andrew, *El demonio de la depresión*, Debate, Madrid, 2015.

25 El Neuropediatra. Disponible en: https://elneuropediatra.es/el-tdah-y-los-neurotransmisores/

26 Brillat Savarin, Jean Anthelme, *Fisiología del gusto*, TREA, Gijón, 2012.

27 Chozen Bays, Jan, *Comer atentos*, Shambhala Pubns, Boulder, 2015.

28 Koudelka, Margit. Disponible en: https://www.omni-biotic.com/es-es/blog/el-eje-microbiota-intestino-cerebro-y-las-hormonas/

29 Documental BBC *Vegano vs Carnívoro*. Disponible en: Netflix

30 Morillo, Isabel, *Polifenoles y microbiota: Una sinergia clave para la salud*. Disponible en: https://microecologia.es/polifenoles-y-microbiota/

31 Jolij, Jacob. Disponible en: https://rug.academia.edu/JacobJolij

32 Spotify. Disponible en: https://open.spotify.com/playlist/3uz1GV5nKYM4XPhBJagqgy

33 Jordan, Patry. Disponible en: https://www.youtube.com/@gymvirtual

34 Sanitas. Disponible en: https://muysaludable.sanitas.es/deporte/entrenamiento/10-beneficios-del-boxeo-

35 Xuan Lan Yoga. Disponible en: https://xuanlanyoga.com

36 López, Alfred. Disponible en: https://blogs.20minutos.es/yaestaellistoquetodolosabe/de-donde-proviene-el-termino-edad-del-pavo-para-referirse-a-la-adolescencia/

37 Bueno i Torrens, David. Disponible en: https://www.youtube.com/watch?v=v4KplEgXI9c

38 Reguero, Almudena, *Estar mejor a partir de los 50*, Barcelona, Amat, 2021.

BIBLIOGRAFÍA

Libros

BRILLAT SAVARIN, Jean Anthelme, *Fisiología del gusto*, TREA, Gijón, 2012.

CHOZEN BAYS, Jan, *Comer atentos*, Shambhala Pubns, Boulder, 2015.

DE SCANZONI, F.W, *Tratado práctico de las enfermedades de los órganos sexuales de la mujer*, Cárlos Bailly-Bailliere, Madrid, 1862.

FUENTES, Paloma, *La medicina de la felicidad*, Pinolio, Madrid, 2021.

LAWSON, Jack, *Endorfinas. La droga de la felicidad*, Obelisco, Rubí, 2005.

LEMBKE, Anna, *Generación dopamina*, Urano, Barcelona, 2021.

PLATÓN, *Timeo*, Gredos, Madrid, 2011.

REGUERO, Almudena, *Estar mejor a partir de los 50*, Amat, Barcelona, 2021.

ROJAS ESTAPÉ, Marian, *Cómo hacer que te pasen cosas buenas*, Espasa, Barcelona, 2018.

ROJAS ESTAPÉ, Marian, *Encuentra tu persona vitamina*, Espasa, Barcelona, 2021.

SOLOMON, Andrew, *El demonio de la depresión*, Debate, Madrid, 2015.

THIBON, Gustave, *El equilibrio y la armonía: un compromiso para afrontar la vida con serenidad*, Belacqua, Barcelona, 2005.

Revistas

Mía, número 1906 / abril 2023

Documentales

BBC, Documental *Vegano vs Carnívoro*. Disponible en: Netflix

Webs

Asociación Española Fisioterapia y Mindfulness. Disponible en: https://aefym.es/blog/mindfulness/beneficios-del-mindfulness-en-el-cerebro/

Bernhardt, PC; Dabbs Jr, JM; Fielden, JA; Lutter, CD; *Testosterone changes during vicarious experiences of winning and losing among fans at sporting events*. Disponible en https://pubmed.ncbi.nlm.nih.gov/9811365/

Bueno i Torrens, David. Disponible en: https://www.youtube.com/watch?v=v4KplEgXI9c

Calbet, Josep, *Técnica del Ayuno de Dopamina vista desde NeuroQuotient®*. Disponible en https://neuroquotient.com/tecnica-del-ayuno-de-dopamina-vista-desde-neuroquotient

El Neuropediatra. Disponible en: https://elneuropediatra.es/el-tdah-y-los-neurotransmisores/

Elsevier, Revista de Neurología. Disponible en: https://www.elsevier.es/es-revista-neurologia-295-avance-resumen-melatonina-los-trastornos-sueno-S0213485318302007

Instituto Internacional de Melatonina. Disponible en: https://institutodemelatonina.com/2-funciones-de-la-melatonina-pineal/#2-1-3

Jolij, Jacob. Disponible en: https://rug.academia.edu/JacobJolij

Jordan, Patry. Disponible en: https://www.youtube.com/@gymvirtual

Koudelka, Margit. Disponible en: https://www.omni-biotic.com/es-es/blog/el-eje-microbiota-intestino-cerebro-y-las-hormonas/

López, Alfred. Disponible en: https://blogs.20minutos.es/yaestaellistoquetodolosabe/de-donde-proviene-el-termino-edad-del-pavo-para-referirse-a-la-adolescencia/

Mayo Clinic. Disponible en: https://www.mayoclinic.org/es/diseases-conditions/depression/in-depth/ssris/art-20044825#:~:text=Los%20inhibidores%20selectivos%20de%20la%20recaptaci%C3%B3n%20de%20serotonina%20(ISRS)%20son,que%20otros%20tipos%20de%20antidepresivos

Mazuera, Fernando, *Generalidades del sistema endocrino*. Disponible en https://educajovenesyadultos.com/wp-content/uploads/2020/02/TALLER-SISTEMA-ENDOCRINO-2020-convertido-2.pdf

MedlinePlus. Disponible en https://medlineplus.gov/

Morillo, Isabel, *Polifenoles y microbiota: Una sinergia clave para la salud*. Disponible en: https://microecologia.es/polifenoles-y-microbiota/

Organización Mundial de la Salud (OMS). Disponible en: https://www.who.int/es/news-room/fact-sheets/detail/depression

Radanovic, Ljiljana. Disponible en: https://scielo.isciii.es/pdf/ejp/v17n3/original1.pdf

Rojas Estapé, Marian. Disponible en https://www.youtube.com/watch?v=VWkSMHoK-Ns

Sanitas. Disponible en: https://muysaludable.sanitas.es/deporte/entrenamiento/10-beneficios-del-boxeo

Serrano, Andrea; Martín, Marta; Mancilla, Laura, *La desconocida historia de la Histeria*. Disponible en http://index-f.com/gomeres/?p=2158

Spotify. Disponible en: https://open.spotify.com/playlist/3uz1GV5nKYM4XPhBJagqgy

Torres Vela, Elena. Disponible en: https://www.elsevier.es/es-revista-endocrinologia-nutricion-12-articulo-alteracion-funcion-gonadal-enfermedades-cronicas-S1575092208721818

UTEL University. Disponible en: https://gc.scalahed.com/recursos/files/r161r/w25792w/U2_Lectura1.pdf

Xuan Lan Yoga. Disponible en: https://xuanlanyoga.com

Agradecimientos

«El verdadero perdón es cuando puedes decir:
Gracias por esa experiencia»
Oprah Winfrey

A mi familia, por su eterno apoyo y amor incondicional.

A Anna Tomàs e Inma Coca, por darle forma a este proyecto.

A todo aquel que se pueda sentir identificado, que lucha día a día para alcanzar el equilibrio y el bienestar.

A mí, por todo lo que he luchado para llegar hasta aquí.

OTROS LIBROS DE INTERÉS

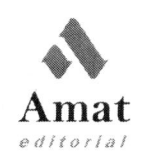

Amat
editorial

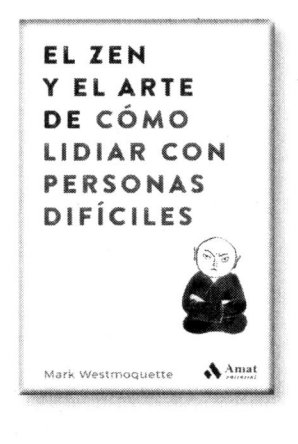

El zen y el arte de cómo lidiar con personas difíciles

Mark Westmoquette

ISBN: **9788497355575**

Págs: **208**

El zen y el arte de cómo lidiar con personas difíciles es una guía única para hacer frente a personas problemáticas y desafiantes mediante herramientas prácticas de la filosofía zen y el mindfulness. Ayuda a los lectores a explorar sus reacciones, a liberarse de los patrones de respuesta instintivos y a ver si estas personas conflictivas con las que se cruzan en casa, en el trabajo o entre su grupo de amistades pueden llegar a serles útiles para aprender algo de sí mismos. En este caso, las personas difíciles se convierten, en palabras del autor, en nuestros «Budas problemáticos», ya que a través de estos Budas podemos llegar a ver un patrón en nuestro comportamiento que a menudo nos causa mucho dolor.

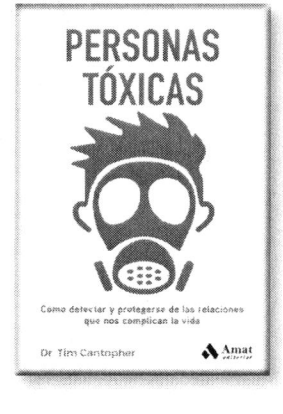

Personas tóxicas

Tim Cantopher

ISBN: **9788419341044**

Págs: **184**

Algunas personas son tan estresantes que pueden llegar a ponernos enfermos. Indecisos crónicos, coléricos, ansiosos y abusones, por ejemplo, pueden representar un importante riesgo para nuestra salud y bienestar si no tomamos medidas. Este libro presenta las herramientas que necesitamos para lidiar con las personas tóxicas de nuestra vida que nos agotan la energía.

www.amateditorial.com